食の安全・安心とセンシング

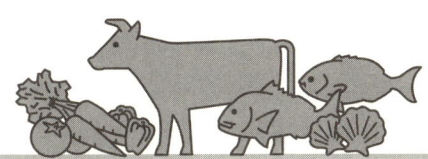

放射能問題から植物工場まで

食の安全・安心と健康に関わる
センシング調査研究委員会 — 編

共立出版

執筆者一覧 (担当)

委員長	大藪　多可志	金沢星稜大学　経営戦略研究科　教授　工学博士 （第1章，第8章，コラム1，2）
幹事	野田　和俊	産業技術総合研究所　環境管理技術研究部門 計測技術研究グループ　主任研究員　博士（工学） （3.1, 3.2, 3.6, 3.7）
幹事	長谷川　有貴	埼玉大学大学院　理工学研究科　数理電子情報部門 助教　博士（工学）（2.1, 2.2, 2.3, 2.4, 2.6）
	伊藤　善孝	アイスフェトコム株式会社　取締役（3.5, コラム4, 5）
	沖野　浩二	富山大学　総合情報基盤センター　助教（4.1, 4.2, 4.3, 4.4, 4.5, 4.6, 4.8）
	勝部　昭明	埼玉大学　名誉教授　工学博士（コラム1，2）
	小島　洋一郎	苫小牧工業高等専門学校　理系総合学科　教授　博士（工学）(2.5)
	菅原　美智子	綜合警備保障株式会社(ALSOK)　セキュリティ科学研究所　開発・研究専門員(6.3)
	外山　滋	国立障害者リハビリテーションセンター研究所 障害工学研究部生体工学研究室　室長　博士（工学） (6.1, 6.5, 6.6)
	中川　益生	岡山理科大学　理学部応用物理学科　教授　理学博士 (3.3, コラム3)
	南戸　秀仁	金沢工業大学　高度材料科学研究開発センター　所長　教授　工学博士（第7章，コラム7）
	南保　英孝	金沢大学大学院　自然科学研究科　電子情報科学専攻　講師　博士（工学）(4.7, 5.1, 5.2, 5.4)
	原　和裕	東京電機大学　工学部電気電子工学科　教授　工学博士(3.4)
	参沢　匡将	富山大学大学院　理工学研究部（工学）　講師　博士（工学）(5.3)
	三好　扶	岩手大学　工学部機械システム工学科　准教授　博士（学術）(6.2, 6.4, コラム6)

はじめに

 2011年に東日本大震災という国の根幹を揺るがす災害が発生した．また，地震に伴って発生した津波による原子力発電所の事故が甚大な被害を地元に与えることとなった．中でも地元産食品の放射能汚染は生産者のみならず多くの産業が多大な影響を被ることとなった．今後も長期間にわたり様々な生物が放射能の影響を受けていくことは避けられない．特に日常的に食する米穀や魚介類は深刻である．
 また，日本の食料自給率がカロリーベースで40%以下の値で推移しており，穀物をはじめ多種多様な食料を海外から輸入している．外国産のみならず国内産においても，生産地偽造や汚染物・残留農薬混入など種々の問題が指摘され，食の安全・安心に対する関心が今日ほど高まったことはない．特に，焼き肉チェーン店での腸管出血性大腸菌O111に感染し多くの人が中毒症状を発症したことは特記すべきである．これら食品関連事故を未然に防ぎ安全・安心な食環境を提供することが切望されている今，食の生産から人間の口に入るまでの安全性をチェックするシステムが求められている．この分野のシステムにおいては，旧来から存在するセンサのみならず新しい視点からのセンサ開発と応用が重要である．
 以上の背景から電気学会・センサ・マイクロマシン部門において，「食の安全・安心と健康に関わるセンシング技術」調査専門委員会が設置され，次世代における食と健康に関わるセンシングの調査研究を行ってきた．その結果，食を生産（作る），加工（加工する），流通・販売（運ぶ），消費（食べる），健康

な生活（維持する）という5つの側面からまとめるに至った．本書は，上記調査専門委員会の成果に加え，幅広く上記課題に関する成果をまとめたものである．食に関する注目度が増したこの時期に本書をまとめることができたことは非常に意義がある．本書は，一般の方がより食の安全・安心への意識を高め，注目するためのトリガーになると思われる．

　福島県の原発事故以来，産学官においても食の安全・安心に関する諸問題がクローズアップされており，各種のセンシングデバイスを利用した検査システムの構築と浸透が切望されている．放射能汚染に関しては厳しい規制値が設定されることとなった．単に安全・安心な食を維持するための技術ではなく，健康に関わる食要因や食文化，食育も含めたセンシングが重要である．イタリアでは食育は"味覚教育"と呼ばれ五感で味わうことを基本として教えられている．特に，日本人研究者によって発見された"旨味"に対する注目度が高く，欧米でも"UMAMI"として広がっている．日本料理がユネスコの世界無形文化遺産に登録が検討され，日本食が日本文化の1つとして世界に羽ばたこうとしている．食の安全・安心に関するセンシングにおいても世界に認められるシステム構築が必須であり，世界で通用する技術開発が期待されている．学会としてもその一助を担うべきである．

　本書においては，食の安全・安心に関わる背景やセンシング技術の概要をまとめ，現時点での究極的な安全・安心な食の生産システムである植物工場についても述べている．植物工場は，震災被災地における放射能のみならず塩害対策など，栽培に不向きな土地における農業にも有効であり，雇用も期待できる．食の安全・安心を維持するには，ニオイセンサや味センサなどの従来の化学センサにとどまらず，広く光センサ，温湿度センサ，放射線センサなど，物理センサも応用すべきである．さらに，生産・加工業者の顔を表すQRコードやICタグ，異物や化学物質の混入，地産地消，HACCP，食品加工工場における動線検出などのセンサも求められる．

　本書は10人を超える執筆者で広範囲な分野をカバーしているため執筆者相互の調整が不十分な部分もあると思われるが，本書によって，広く研究開発の促進と国民の食の安全・安心を構築する端緒となることを期待している．さらに日本の食文化や国民の健康を守る一助になることを願っている．

本書執筆に当たり数多くの書籍や文献を参考にさせていただいた．著者の方々に深く謝意を申し上げる．また，執筆の機会を与えて頂いた共立出版営業部長・岩下孝男氏と内容の構成から出版に至るまで一貫してご尽力いただいた編集部・古宮義照，山本藍子両氏に心から感謝の意を表する．

2012年9月

大藪多可志
野田 和俊
長谷川有貴

目　　次

第1章　食の安全安心の課題と管理システム　　　　　　　　　　　　　*1*
  1.1　はじめに　　　　　　　　　　　　　　　　　　　　　　　　　*1*
  1.2　食の安全・安心性に関する問題点　　　　　　　　　　　　　　*2*
  1.3　検討分野　　　　　　　　　　　　　　　　　　　　　　　　　*5*
  1.4　美味しさ　　　　　　　　　　　　　　　　　　　　　　　　　*7*
  1.5　食の事故と関連法律　　　　　　　　　　　　　　　　　　　　*8*
  1.6　まとめ　　　　　　　　　　　　　　　　　　　　　　　　　*10*
  コラム1：食品表示　　　　　　　　　　　　　　　　　　　　　　*11*
  コラム2：徳川御三家　水戸家の食卓　　　　　　　　　　　　　　*11*
  参考文献　　　　　　　　　　　　　　　　　　　　　　　　　　*12*

第2章　生産工程の現状とセンシング技術　　　　　　　　　　　　　*13*
  2.1　はじめに　　　　　　　　　　　　　　　　　　　　　　　　*13*
  2.2　生産工程における問題事例と現状　　　　　　　　　　　　　*13*
  2.3　安全・安心な食品生産のためのセンシング　　　　　　　　　*16*
  2.4　植物工場とアグリセンシング　　　　　　　　　　　　　　　*17*
     2.4.1　植物工場の現状　　　　　　　　　　　　　　　　　　*18*
     2.4.2　アグリセンシング技術の現状　　　　　　　　　　　　*21*
     2.4.3　家庭菜園とIT化　　　　　　　　　　　　　　　　　　*23*
  2.5　生産工程におけるセキュリティとセンシング　　　　　　　　*24*

	2.5.1	食品のトレーサビリティに関する概略	24
	2.5.2	食品のトレーサビリティを活用した対応とその効果	26
	2.5.3	国内における状況と傾向	27
	2.5.4	海外における状況と傾向	30
	2.5.5	トレーサビリティの日本国内における普及状況	33
	2.5.6	食品のトレーサビリティ導入に関するガイドライン	34
	2.5.7	今後に向けた食品のトレーサビリティの取り組み	34
2.6	まとめ		35
参考文献			36

第3章　加工工程におけるセンシング　39

3.1	はじめに		39
3.2	混入物に対するセンシング		39
3.3	加工食品に関するセンサと分析機器		43
3.4	食品中の成分とそのセンシング		49
	3.4.1	食品に含まれる様々な物質とその問題点	50
	3.4.2	食品に含まれる様々な物質のセンシング	55
3.5	発酵食品とセンシング		56
	3.5.1	発酵食品と微生物	56
	3.5.2	発酵管理	60
	3.5.3	発酵食品加工の安全・衛生対策	62
3.6	新しい技術を用いたセンシングの現状		69
3.7	まとめ		72
コラム3：疑心暗鬼とアレルギー			74
コラム4：縄文式原子炉			75
コラム5：口蹄疫と家畜感染症			77
参考文献			79

第4章　流通におけるセンシング　81

4.1	はじめに	81

4.2	流通における情報の活用	82
4.3	JANコード	83
4.4	QRコード	85
4.5	RFID	86
4.6	品質トレースセンサ	87
4.7	トレーサビリティシステム	88
4.8	まとめ	90
	参考文献	90

第5章　消費における食の安全　91

5.1	食品のトレーサビリティ	91
	5.1.1　消費者が得ることのできる情報	92
5.2	トレーサビリティと食の安全	95
5.3	脳科学からみた食の安全・安心	98
	5.3.1　ニューロマーケティング	98
	5.3.2　ニューロエコノミクス	101
	5.3.3　食の安全・安心への応用	104
5.4	まとめ	105
	参考文献	106

第6章　健康な生活のためのセンシング　107

6.1	はじめに	107
6.2	食品の保存，管理に関するセンシング	108
	6.2.1　鮮度管理	108
	6.2.2　賞味期限管理	110
	6.2.3　品質保証	112
	6.2.4　実用化されている食品の保存，管理に関するセンシング技術	114
6.3	調理におけるセンシング	117
	6.3.1　栄養管理とセンシング	118

		6.3.2	食品中の塩分管理とセンシング	*123*
		6.3.3	食品中のコレステロール管理とセンシング	*127*
		6.3.4	加熱調理に関するセンシング	*130*
		6.3.5	健康的で環境にやさしい調理のあり方	*135*
	6.4	食事状況のセンシング,食事の介助におけるセンシング		*138*
		6.4.1	栄養摂取の基準と食べすぎによる過栄養摂取	*138*
		6.4.2	摂食・嚥下障害	*141*
		6.4.3	食事状況,食事介助のセンシング技術	*142*
	6.5	食事の結果としての健康の維持のためのセンシング		*147*
		6.5.1	生活習慣病	*147*
		6.5.2	メタボリックシンドローム対策	*148*
		6.5.3	高血圧に対する健康管理	*151*
		6.5.4	糖尿病に対する健康管理	*153*
	6.6	まとめ		*158*
	コラム6:東日本大震災と食の安全・安心			*159*
	参考文献			*160*

第7章　食と放射線　　　　　　　　　　　　　　　　　*163*

	7.1	はじめに		*163*
	7.2	放射能・放射線とは		*164*
	7.3	食品の放射能汚染		*167*
	7.4	各種放射線センサによる放射性同位元素からの放射線のモニタリング		*173*
		7.4.1	放射線の単位	*173*
		7.4.2	アクティブタイプ(能動型)とパッシブタイプ(受動型)の放射線センサ	*174*
		7.4.3	個人被ばくモニタリングと環境放射線モニタリング	*175*
	7.5	放射線による食品の殺菌・殺虫・発芽防止		*178*
	7.6	放射線の人体への影響		*180*
	7.7	まとめ		*183*

コラム7：貴方自身も微量ではあるが身体から放射線を出している　　184
　参考文献　　185

第8章　まとめ　　187

索　引　　191

第1章 食の安全安心の課題と管理システム

1.1 はじめに

　食はヒトが働き生活していくための最も重要な要素であり，健康とも密接に関連している．その根幹は，農業，畜産業，水産業といえる．これらの分野をまとめて扱う経営形態を"第6次産業"と呼んでいる．第6次産業という語彙は今村奈良臣氏が2009年に作った造語である．一連の産業である第1次産業，第2次産業，第3次産業を加え第6次産業としている．農林水産省も"農業の6次産業化"と題して報告書を公表した[1]．このような背景から，本書でも「食の安全・安心と健康」に関わる一連のプロセスを第6次産業と捉えまとめた．これらの分野の省力・効率化やリスク回避にはセンシング技術は必須である．センシング技術においては，センサ技術のみならずその信号を処理するコンピュータ技術との融合も必要である．センサとコンピュータ技術を連携させてこそ食の安全・安心を維持するセンシング技術が構築できる[2]．さらに，食文化に配慮した美味しさを追求することも必要である．

　食の安全に関する法律としては「食品衛生法」（1947年制定，2003年改定）がある．これは，食の面から幅広く国民の健康を守ることを趣旨としている．本書においては，農畜水産物の生産・加工・流通・販売までの食に関する一連の過程に関わるセンシング技術についてまとめた．すなわち，生産から販売までを1つの食システムとして捉え，分野ごとにまとめている．このため，内容の裾野が広くなり対象項目を絞り込めず，センシング技術に関連しない課題についても取り扱った．広く「食」を取り扱うことにより問題点や課題，将来の動向などを把握できるからである．

　本書は，社会問題となっている食料自給率向上や安全・安心で健康な生活を送るシステムまでをまとめている．この章においては，食の問題点や後章の内容を紹介する．

1.2　食の安全・安心性に関する問題点

　食の安全・安心を保障するシステム開発とともに，日本の食料自給率が年々減少してきていることも大きな問題である．最近の特徴として，カロリーベースで約 40％（日本のコメの自給率は 95％前後）と横ばい傾向にあり欧米諸国と比較してかなり低い．アメリカやフランスは 100％を超えている．その原因として，日本の食生活が魚から肉や油脂成分が多いものに変化したことと，一極集中化や急速な地方の高齢化が挙げられる．田んぼや畑があっても耕せない状況が続いている．その意味において危機的状況といえる．日本の食文化として伝承されている和食中心の食生活を維持し，若者が第 1 次産業に従事する環境を整えていくには，植物工場などの農業分野の先端的経営管理システムの開発が必要である．

　日本政府は，安全・安心に関する報告書を 2004 年に公表している [3]．その中で，安全・安心を脅かす要因として 11 の大分類を挙げており，その中の 1 つに「食品問題」がある．その中分類として，O157 などの食中毒，残留農薬・薬品，遺伝子組換え食品を挙げている．小分類として具体的に以下の項目を述べ，食の安全安心を重要事項として傾注している．

- 異物の混入
- 生産地や原産地の偽表示
- 食中毒
- 農薬や薬品・添加物
- 放射線照射食品
- 遺伝子組換え食品
- 遺伝子組換え生物の生態系への悪影響

　今後も安全・安心という言葉は多用される傾向にある．犯罪やテロ，環境変動から生じる天候不順，経済不況など予測不可能な事態が多々発生しているからである．ここでの「安全」の定義としては，

　　「社会においてリスクを許容できる程度に小さくし維持すること」

とし，「安心」の定義としては，

「安全であることが確認でき，事故が発生しても受容できるリスク状態」
とする．すなわち，情報公開によりリスクを抑え，いかに安全を信じることができる社会を構築するかが問題である．

古来より安心感を得るために，食の毒などに関する安全性チェックには多くの手法が採用されてきている．古くは平安時代からあったともいわれている．江戸時代においては，将軍の食べ物に対する複数のお毒見役によりリスクを低減するチェックがなされていた．中世においては，銀の食器を用いて食べ物や飲み物中の毒物のチェックをした．毒があると食器が黒く変色する．さらに，銀には微生物や細菌の繁殖を抑える効果もあり，贈り物に銀の箸やスプーンを選ぶ風習もあった．中国では，無病息災長寿を祈念して象牙の箸も用いられている．象牙の箸は毒に触れると黒く変色する性質がある．

近年においても食べ物の中に様々な毒となる化学物質が混入したり添加されたりしている．たとえば，2008年に起きた中国製メタミドホス入り冷凍餃子事件がある．遺伝子組換え食品のリスクについても安心感は低いのが現状である．食の安全は生産から消費まで，すなわち，ヒトの口に入るまでの安全性を確保しなければならない．多方面から検討し食の安全・安心を守る必要がある．そのためには，食の安全性を評価・検証して行く委員会が必要であり，構成メンバーとしては生産・加工業者，流通業者，消費者が最低必要である．図1.1に示すように，三者から構成される委員会で，国民の健康を守るため安全性を高め安心できる食提供システムを構築していく必要がある．それにはポジティブリスト (positive list) などの見直しも当然のことながら含まれる [4]．このとき，中長期的な視点から健康を守るため，国民の栄養の偏りや摂取カロリーなどもチェックすべきである．また，生活環境中の微量な環境ホルモンも

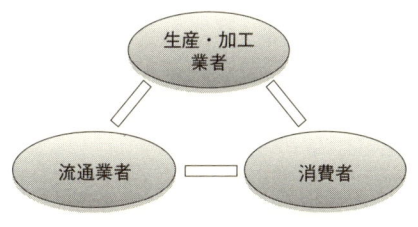

図1.1　検証委員会

計測していく必要があり，今後さらに消費者庁の役割が重要となる．

食品の経時的分類による被害として次の四段階に分類することができる．いずれもヒトの健康に大きな被害をもたらす．

(1) 急性被害（化学物質や薬物）
(2) 短期被害（細菌や微生物）
(3) 中期被害（栄養過多や偏食）
(4) 長期被害（公害による生態系変化や環境ホルモン）

また，日本人は過度に清潔で見た目のきれいなものを購入する傾向があり，購入した商品の清潔度を強く要求する．この様な消費行動から，食産業が高コストシステムを導入せざるを得ない要因ともなっている．最近，食べ物の生産加工段階において，消費者が問題視する項目として以下のものが挙げられる．これらの項目に関し，多くの企業から先端的な検知装置が発売されているが導入コストが課題となっている．いずれの項目も十分に配慮し発生率を可能な限り低くすべきものであるが，ゼロにはできないことも認識し対策を立てるべきである．

(1) 化学物質や薬品の混入
(2) 微生物や細菌の繁殖
(3) 毛髪や金属片などの異物混入
(4) 昆虫や害虫の混入

以上のことから食の安全・安心に関連する要因をまとめると図1.2に示すようなものになる．有毒食材には毒キノコやフグなど自然食材も含まれる．ゼリーやお餅など加工食品による窒息死も問題となっている．これらの要因の中で，特に故意による犯罪を減らし，環境悪化や公害問題を誘因する生産活動は控えるべきである．このような分野におけるセンシング技術の応用が望まれる．

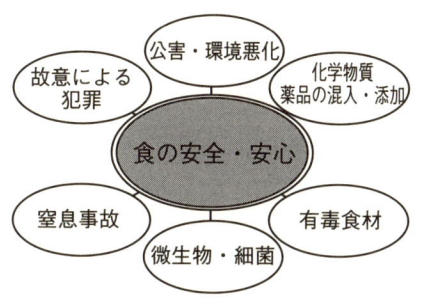

図 1.2　食の安全・安心を脅かす要因

1.3　検討分野

食は単にお腹を満たすのみではなく，人間形成や文化形成にまで影響する重要要素である．「食」は国を育む重要課題であり，生産から消費，健康リスク低減までにも連動する広範囲な産業といえる．第 6 次産業として総合的に検討していかなければならない．本書では，図 1.3 に示すように，食産業を生産から健康維持までの 6 つの分野からなるフローとして捉え，各課題についてまとめている．センシング技術分野として味などについて深く調査を行う必要があるが，多くの論文が発表されており簡単な調査にとどめた．

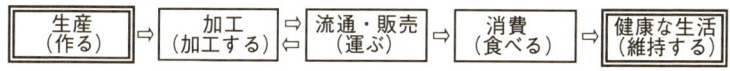

図 1.3　食品の流れと検討分野

味（甘味，酸味，苦味，塩味，旨味）は食文化の根源であり，化学センサと最も関連する領域であることはすでに認識されている．また，約 100 年前に池田菊苗氏が "旨味" を発見し，日本独自の化学工業発展の基礎となり関連が深い．

生産分野については，日本の産業構造の変革や食料自給率向上の見地からおもに植物工場について述べた．経済産業省や農林水産省の支援もあり 2011 年に全国 150 ヶ所に植物工場を設置する予定となっている [5, 6]．植物工場には，太陽光を利用するものと蛍光灯や LED を利用した完全制御型がある．現段階ではコスト面から蛍光灯を利用した完全制御型が多い．将来，大型輸送船内や砂漠地帯などに LED を利用した完全制御型の植物工場が設置され，いつでも

新鮮な野菜供給が可能になるものと思われる．日本の植物工場技術が輸出向上の一端を担う日も近い．

　加工分野においては，伝統的な加工法である，焼く，煮る，蒸すに関して缶詰やレトルト食品など殺菌・保存法についてまとめた．特に燻製や乾燥工程，発酵と醸造について述べた．さらに，加工食品として穀物加工，食肉加工，水産加工品，乳製品，保存食品などについても記述した．センサ技術の立場から，加工食品の計測対象，測定原理や感度などを表でわかりやすく示した．現在，多くは物理センサが用いられていることが明らかとなった．食品加工工場においては，従業員の動線も把握し犯罪や事故に備える必要がある [7]．これは，ネットワークカメラからの映像ファイルを解析し異常行動を抽出するものである．動線を記録することにより行動エリア内の移動回数や滞在時間も認識することができ，故意あるいは不注意による異物混入も検知可能となり，複数のヒトの動きを統計的に解析できる．もちろん，物流倉庫や店舗などへの応用も可能である．古くから日本は醸造技術が進んでおり世界でもトップクラスに位置し，日本酒，焼酎，酢，醤油，味噌など独特な伝統食文化を維持している．これらについても製法とセンシングの面から述べている．

　流通・販売分野については，輸送中の食品環境制御とそのモニタリングの必要性やロジスティックス (logistics) の現状についてまとめた．食品の環境制御と履歴は品質維持には欠かせない．ロジスティックスは，環境に配慮したグリーンロジスティックスや高度情報化された輸送技術が課題である．輸送中の温度や湿度管理のみならず気圧の変化などが品質に影響する食品もある．

　消費分野においては，安全安心な食品として，賞味期限や消費期限，生産から加工までの履歴としてのトレーサビリティ (traceability) の必要性についてまとめた．食品のトレーサビリティは一般消費者にはほとんど知られていないが，QRコードやICタグなどの付与により安心な消費行動を促すことができる．毎日摂取する肉類や野菜類のトレーサビリティは必須である．生産地，農薬や肥料，収穫地と日時，遺伝子組換え製品か否かなどがおもな項目である．脳科学の面から，消費者の心理や行動の仕組みを解明しマーケティングに応用するニューロマーケティング (neuromarketing) についても記述する．これは購入時の消費者の意思決定プロセスから消費行動をまとめたものである．

健康な生活分野に関しては，食中毒の防止，賞味・消費期限管理，食品添加物 [8–10]，水質管理，冷蔵庫管理，メタボリックシンドローム対策，美容などについてまとめた．美味しい料理を作るには美味しい水が必須であることから水質センサ，カロリーセンサ，コレステロールセンサなど多くの食と健康に関するセンサについて記述した．カロリーセンサとしては近赤外光を照射しその反射光により簡単にカロリー計算し数値として表示する装置が発売されている．

1.4 美味しさ

食は生命を育み文化をも形成する重要な要素であり，いかに美味しく食する環境を構築するかが課題となる．時代や世代，季節により好む味も変化しヒトによって美味しさが異なる．食の美味しさを構成する5つの味として甘味，酸味，苦味，塩味そして旨味がある．美味しさはこれらの味が個人の好む味覚に整合したときに得られる．先述したように，「旨味」は約100年前に池田菊苗教授が発見したものである．誰でも知っている旨味としては，

- グルタミン酸ナトリウム（昆布）
- イノシン酸（カツオ節）
- グアニル酸（シイタケ）

などがある．いずれも古くから「和食」の味構成に必要なものである．食の美味しさにとって，味覚より嗅覚が重要であるといわれている．ヒトの嗅覚は400種を超える受容体があり味の受容体は数十種類である．数の上では味センサよりニオイセンサが重要といえる．つい最近までヒトは，食べ物のニオイを嗅ぎ，舐めてみるなどして安全性を確認し食していた．自己防衛機能が発達していたのである．しかし最近はマスコミなどの情報に左右され，食文化や健康に配慮した味が忘れられがちである [11]．食文化やヒトの健康，栄養に配慮した食材や味に配慮した食を提供するシステムの構築が望まれる．

近年，味見ロボット・ソムリエロボットが開発された [12]．これは，料理・食材や健康に関するデータベースと赤外線センサからの情報をもとに健康や食品のアドバイスを行うロボットである．ワインの識別も可能であり，メタボ

リックシンドロームなどのチェックもできる．センシング技術によりヒトの食や健康をサポートできる良い例である．

近い将来，図1.4に示すように，様々なセンサによるセンサアレーを搭載し異物や化学物質，カビや細菌に対する安全性を確認する"食の安全チェックロボット"が開発されるものと思われる．センサとしては，ニオイセンサと味センサ，光センサなどが重要な役割を果たすことになる．食の安全のみならず，ヒトの健康維持や美味しさまでを判断するロボットが望まれる．

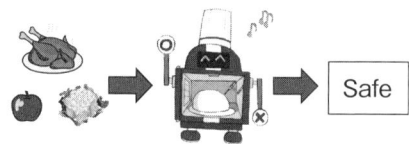

図1.4　食の安全をチェックするロボット

1.5　食の事故と関連法律

経済活動が活発になるとともに食に関する事故や犯罪が増えてきている．昔は，コミュニティを構成している仲間が食べ物を生産・製造（地産地消）し環境問題も起きていなかった．このため，異物や不純物の混入，添加はほとんどなかった．最近は，生産から販売までのエリアが広域化し，生産者と消費者の顔が見えない状態にある．このため偽装なども平気で行われるようになった．そのため，顔としての生産者の情報を添付したり，製造工程を示したりと情報開示の努力がなされている．ICタグなどの採用は必須となる．

最近のおもな食品関係の事故や犯罪，法律などを年代順に掲載すると次のようになる．毎年死亡事故が報告されており，食の安全・安心は重要事項といえる．このような事故や犯罪を防止するためにもセンシング技術の応用が求められる．

1945年	イタイイタイ病（富山県，カドミウム）
1947年	食品衛生法施行
1955年	**森永ヒ素ミルク事件**
1956年	**水俣病**（熊本県，チッソ水俣工場，有機水銀）
1965年	水俣病（新潟県，昭和電工，有機水銀）
1968年	**カネミ油症事件**（福岡県を中心に西日本一帯，PCDF（ポリ塩化ジベンゾフラン）やCo-PCB）
1990年	**O157**（浦和市の幼稚園）
1996年	O157（岡山県邑久町，大阪堺市）
1998年	**和歌山毒物カレー事件**（和歌山市園部地区）
2000年	雪印乳業食中毒事件
2000年	改正JAS法（原産地，有機食品，遺伝子組換えの表示；2001年4月施行）
2001年	**BSE**（牛海綿状脳症）
2002年	雪印食品や日本ハムの偽装牛肉事件
2003年	食品安全基本法
2007年	伊勢の赤福消費期限偽造
2007年	白い恋人賞味期限偽装
2008年	**中国冷凍餃子**事件（千葉県や兵庫県，メタミドホス）
2008年	事故米食用偽装（大阪，三笠フーズ）
2009年	消費者庁発足
2010年	**宮崎口蹄疫病**（宮崎県）
2011年	焼肉酒屋えびすの集団食中毒事件（石川県）

なお，食に関連する法律として以下のものがある．

【食に関する法律】

食品衛生法，食品安全基本法，**JAS法**，薬事法，健康増進法，計量法，景品表示法，特定商取引法，消費者契約法，製造物責任(**PL**)法，農薬取締法，家畜伝染予防法

食品衛生法の中に HACCP システム (Hazard Analysis and Critical Control Point System) がある．これは NASA（米国航空宇宙局）で生まれたものであるが，

「食品の生産，加工，製造ならびに消費に至るまで，すべての食品の生産段階における潜在的な危害について分析・確認し，存在する恐れのある危害について評価・防除する手段を明確にする管理システム」

と定義されている [13]．HACCP システムは，本研究の目的と多くの部分で整合している．このシステムを発展させ，オーストラリア食肉研究所は PACCP (Palatability Assurance at Critical Control Points) を提唱している．これは「必須管理点における味の保障」であり，食の安全・安心とともに美味しさの保障も求めている．この点からもセンシング技術の応用は必要条件といえる．

1.6 まとめ

生命を営む上で最も重要な「食の安全・安心」に関し本書の概略を述べた．食は毎日摂取しなければならないものであり，健康な心身を保ち活力ある生活を維持する根幹といえる．このため，安全性を確立するシステムのみに傾注するのではなく，PACCP が求めているように，美味しく食する生活スタイルを確立すべきである．美味しさを感じるには，味とともにニオイも大切な要素である．食の安全・安心には，味センサとニオイセンサの役割が重要となる．これらセンサからの情報をもとに安全・安心で健康な生活を送るシステムの検討を重ね構築していくことが必要である．食文化と健康に関し幅広い分野からの知識を融合し食育にも目を向けていかなければならない．食の安全・安心と健康に関する分野にはセンシング技術は必須な技術であり，将来にわたって応用され進化していくことは明白である．食産業においても，大量生産・大量消費・大量廃棄を改める時期が到来している．安価でお腹を満たすための食から国の文化をも形成する食システム構築を検討していくべきである．効率のみに的を絞った技術ではなく，ヒトの生命をいかに形成するかを検討し変遷させるときが来ている．人間の尊厳に配慮しつつ，発想を転換し斬新な視点から新技術の開発が望まれる．

コラム1：食品表示

　国民の健康を守る目的で，食品の安全性を確保し，また，公正な取引を行うために，加工食品をはじめとした食品には様々な情報が表示されている．表示内容は食品により異なる．特に関心が高いのは原産地や原材料の産地である．国産農産物なら都道府県名，畜産物なら国産か外国産（国名）かを表示しなければならない．水産物は漁獲した水域名を表示する．表示は日本語に限定されている．関連省庁である厚生労働省や農林水産省で表示の整合性がとれていない場合がある．賞味期限（美味しく食べられる期限）と消費期限（期日を過ぎたものは食べない方がよい）にも注意すべきである．賞味期限は保存性のある食品が対象であり，消費期限は鮮度が急に低下する食品に付けられる．最近は，カロリーハーフやカロリーフリー（ゼロ）などの表示に消費者は興味を示す傾向にある．

　また，消費者に身近な食関連資格として，「食品衛生責任者」と「食品衛生管理者」がある．前者は飲食店や喫茶店，スーパーにおける公衆衛生を行い，後者は加工業者の衛生管理を行うものである．いずれもきちんとした管理を行い食の安全を守る資格である．

（勝部昭明・大薮多可志）

コラム2：徳川御三家 水戸家の食卓

　水戸徳川家は長寿の家系として有名である．中でも二代藩主光圀（享年73歳）と九代藩主齋昭（享年61歳）は名君としても有名である．齋昭は十五代将軍・徳川慶喜（享年77歳）の父である．水戸家の家風は，質素倹約と質実剛健である．73歳という長寿を全うした光圀は，当時としては珍しく牛乳や牛肉，刺身，煮物，ギョウザ（福包み）まで食し健康に配慮していたとのことである．光圀の「医食同源」思想が水戸家の食卓のベースとして受け継がれていたといえる．

　また，現代栄養学にPFCエネルギー比というものがあり，これは，ヒトが食事から得る必要エネルギーの15％をタンパク質(P:)，20～25％を

脂肪 (F:)，60〜65％を炭水化物 (C:) から摂取することを理想としている．光圀の食卓は，このバランスが絶妙に保たれていたとのことである．西山荘の近くで米や野菜などを作り，地元の旬な食材で自分の食卓を構成していた．まさに「身土不二」を実践していたといえる．

(勝部昭明・大薮多可志)

▶参考文献◀

[1] 農林水産省：農業の6次産業化 (2009)
[2] 食品産業オンラインセンサー技術研究組合編：『食品産業とセンサー』，光琳 (1991)
[3] 安全・安心な社会の構築に資する科学技術政策に関する懇談会（文部科学省）：安全・安心な社会の構築に資する科学技術政策に関する懇談会報告書 (2004)
[4] 読売新聞：命の食 再生の時（2009年1月16日朝刊）
[5] 高辻正基：『よくわかる植物工場』，日刊工業新聞社 (2010)
[6] 仁科弘重・高山弘太郎：太陽光利用型植物工場におけるイノベーション，計測と制御，Vol. 48, No. 2, pp. 146–150 (2009)
[7] Panasonic カタログ：工場見える化システム 動線描画ソフト (2009)
[8] 中西貴之・藤本ひろみ：『食品汚染はなにが危ないのか』，技術評論社 (2009)
[9] 吉田充：食品に含まれる化学物質のリスク評価・リスク管理のための分析，計測と制御，Vol. 49, No. 10, pp. 732–737 (2010)
[10] 科学技術・学術審議会資料調査分科会（文部科学省）：日本食品標準成分表2010の概要 (2010)
[11] 読売新聞：食−生命をはぐくむ科学（2008年12月21日朝刊）
[12] NECシステムテクノロジーカタログ：味見ロボット・ソムリエロボット（三重大学との共同開発）(2008)
[13] 米虫節夫編著：『やさしい食の安全』，オーム社 (2004)

第2章 生産工程の現状とセンシング技術

2.1 はじめに

　近年，食品への異物混入や，温暖化などに起因する異常気象による農作物の不作などの問題が浮上し，我々の食卓を脅かすようになってきた[1]．さらに，2011年3月の地震に伴って起こった東京電力福島第一原子力発電所の事故の影響も加わって，食の安全・安心への関心はこれまで以上に高まっている．このような現状の中，生産工程における安全性を向上させることはもちろん，生産物が確かに安全・安心な食物であることを消費者に示す仕組みの導入が急務となっており，国を挙げての大規模な取り組みも必要となっている．

　本章ではまず，生産工程において，近年起こった重大な事例を振り返り，生産現場の現状や着目すべき課題について考える．次に，農業を中心とした生産工程で利用され，今後の発展が期待されている最先端のセンシングシステムを紹介する．また，農業においては，近年，第4の農法とも呼ばれる植物工場の普及に関する取り組みが活発化していることから，植物工場の現状と，植物工場で生産性や品質の向上のために利用されている，温度，湿度，二酸化炭素濃度，風量など，様々な環境管理，制御のための「アグリセンシング」技術の現状と課題ならびに，新技術についても紹介する．最後に，生産工程での安全性をいかに確保し，その安全性に関する情報を正確に消費者に届け，安心して食を楽しんでもらうか，という視点から生産工程におけるセキュリティとセンシング技術について概説する．

2.2 生産工程における問題事例と現状

　2000年以前は，食の問題といえば異物混入，菌の繁殖などによる食中毒であったが，2001年，日本国内で初めてBSE（牛海綿状脳症：Bovine Spongiform Encephalopathy）に感染した牛が発見された．さらに，2002年に雪印食品の

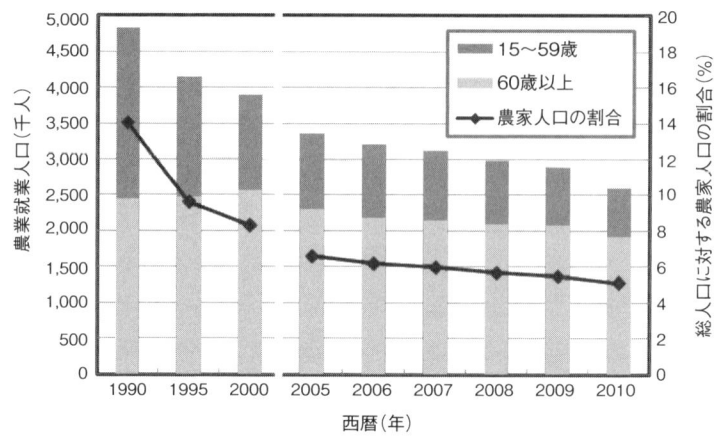

図 2.1 年齢層別農業就業人口の推移と農家人口の割合

牛肉偽装事件が発覚したことを発端に，畜産業を含む農業関連の生産者や仲介業者による違反行為が続出し，消費者の食に対する不安感，不信感がより一層高まった[1]．これらの違反行為には，雪印食品の例のように，産地偽装などの企業側のモラルが問われるものも多いが，実際に消費者に健康被害をもたらす可能性のある違反行為も立て続けに発覚した．たとえば，中国産の冷凍ほうれん草やまつたけから日本の基準値以上の殺虫剤や農薬が検出されたり，国産の野菜や果物からも使用が禁止されている農薬が検出されたり，現在でも，残留農薬の問題などは頻繁に取り沙汰され，食に関わる不安要素となる事件は後を絶たない．

一方，図 2.1 から，農業を例に年齢層別人口とその総人口に占める割合を見ると，1990 年の農家人口は総人口の約 14％を占め，その約半数が 60 歳未満であったが，20 年後の 2010 年には農家人口がおよそ 1/3 の約 5％となり，その内の実に 2/3 以上が 60 歳以上の高齢者，さらには後継者がいる農家は 40％あまりである[2,3]．このような働き手不足の状況から，生産現場では農薬などの利用による生産性および品質の向上を図る取り組みが活発化するのは当然といってもよい．この現状は現状として受け止め，違反のない適切な栽培技術の効率的な利用と，消費者への偽りのない情報発信が重要となる．

さらに，2011 年 3 月に起こった東日本大震災は，農業経営にも大きな影響を

2.2 生産工程における問題事例と現状

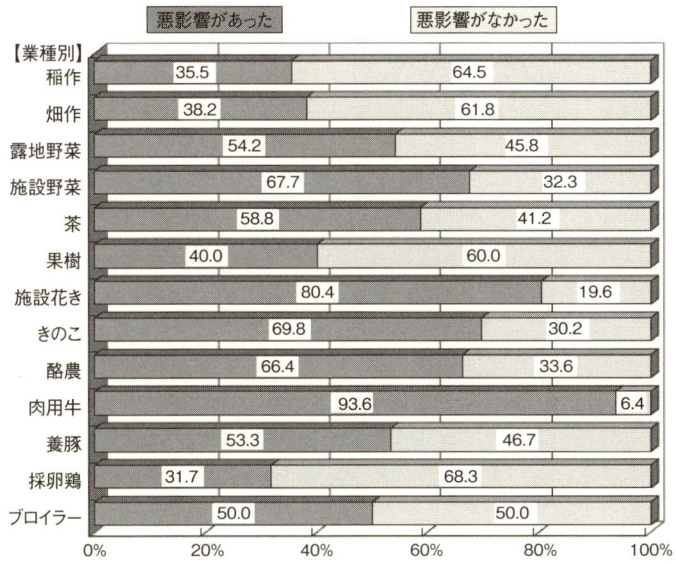

図 2.2 東日本大震災（津波，原発事故なども含む）による農業経営への影響

【業種別】	生産部門の被害	資材仕入れの被害	出荷流通の被害	販売価格の下落	風評被害
稲作	26.3	48.8	36.7	41.2	53.7
畑作	10.4	63.6	32.9	50.3	41.0
露地野菜	9.2	41.4	38.5	81.0	51.7
施設野菜	28.3	24.0	41.9	78.7	48.4
茶	13.5	8.7	40.4	69.2	80.8
果樹	14.7	35.3	42.2	56.9	49.1
施設花き	15.5	26.8	52.1	88.7	14.6
きのこ	23.0	27.0	48.6	77.0	44.6
酪農	32.3	50.0	42.9	71.8	57.1
肉用牛	22.4	29.5	55.9	96.7	87.4
養豚	49.0	66.9	56.6	35.2	34.5
採卵鶏	37.0	47.8	45.7	28.3	41.3
ブロイラー	67.7	90.3	51.6	6.5	6.5

図 2.3 図 2.2 で「悪影響有り」と回答された被害内容

与えている [4]．日本政策金融公庫が全国の農業経営者に対して行った調査によると，全国の 53.4% の経営者が悪影響を受けたと回答しており，最も影響を

受けたのは肉用牛であった（図 2.2, 2.3）．原発事故により，牛肉からセシウムが検出されたことで販売価格の下落や風評被害が広がったことが大きく響いており，今後新たな面での信頼回復の必要があり，新技術の導入なども必要となる．

2.3　安全・安心な食品生産のためのセンシング

　食品生産の現場では，消費者に安全・安心な商品を届けるため，日々注意深く作業が進められているが，従来から行われている感覚的，経験的に培われてきた技術以外に，科学技術を用いた継承可能で効率の良い技術の導入が徐々に進められている．

　一般的な露地栽培を行っている農家では，センシング技術やITの導入がなかなか進められていないが，先進的な取り組みも取り入れられつつある．

　たとえば，2011年に富士通株式会社は，山梨県の夢郷葡萄研究所が所有するブドウ農園において，ブドウ農園内の2ヶ所に温度センサおよび簡易カメラを一体としたセンサボックスを設置し，それぞれのセンサボックスから送信される気温データとブドウの画像を収穫までのおよそ3.5ヶ月間24時間，管理事務局で収集するシステムを導入している．この研究所で栽培されているブドウはワイン用の品種で，ワインの醸造に適したブドウの収穫時期や色素度合いを見極めることが重要となる．従来は，農園に設置した記録式温度計で記録した温度情報を手計算によって集計して分析していたが，このセンサシステムの導入により，作業者の工数が削減されるとともに，病害や害虫発生の予測にも活用することができるため，品質向上にも寄与できる [5]．

　また，2011年12月には，イオンアグリ創造株式会社と富士通株式会社が共同で，クラウドコンピュータを活用してすべての情報を一貫して管理する「農業クラウド」をイオン直営農場に導入し，その実証実験を開始した [6]．この実証実験では，「経営の見える化」「生産の見える化」「品質の見える化」の検討が行われる．「経営の見える化」では，農産物の収穫量，出荷情報（出荷先，販売価格など），作業実績（農薬・肥料の散布状況など）を作業員が携帯電話などを使って記録することで，圃場ごとの生産コストや利益を算出，管理を可

能とする．「生産の見える化」では，圃場に設置したセンサによって気温，降水量，土壌温度などの気象データを一定間隔で収集するだけでなく，作業員が携帯電話のカメラで圃場の様子を登録すると，携帯電話のGPS機能によって写真を撮った場所が自動的に記録され，それをリアルタイムで確認することが可能となる．「品質の見える化」では，農産物の生産段階における管理基準として世界標準とされるグローバルGAP(Good Agricultural Practice)への適合を管理することで，その品質を保証する役割を果たすこととなる．このような「農業クラウド」の発展によって，さらなる農業経営の高度化と生産向上が期待できる．現在は，生産の場での利用のみを想定しているが，将来的には，本書で取り上げている加工，流通なども含め，食品が生産され消費者の手に渡るまでのすべての工程が一貫して管理された，より安全性，信頼性の高いシステムへと発展していくことが期待されている．

このように，農業現場でのIT化は今後ますます進められていくと予想されるが，一般的な農家への普及は，コスト面や高齢化が進む生産者に新技術が受け入れられにくいなどの問題からまだまだ先のこととなると考えられる．

2.4　植物工場とアグリセンシング

植物工場は，環境条件を人工的に制御することで季節に関わらず野菜を連続生産できるとともに，無菌室に近い状態で栽培するため害虫駆除用の農薬を使用する必要がなく，収穫後，洗浄せずに食べられるほどに安全・安心な野菜を栽培可能な農法技術である．そのため植物工場は，食糧自給率の向上，地域経済の活性化の鍵とされ，2008年より経済産業省と農林水産省が中心となった植物工場の普及に向けた取り組みが活発に行われるようになり，2009年1月には，「農商工連携研究会」の下に「植物工場WG」が設置された．植物工場WGが2009年4月に取りまとめた報告書では，以降3年間で全国の植物工場を3倍に拡大し，生産コストを3割削減する目標を設定し，目標に向けた取り組みが実施されている[7]．これに関連して，農林水産省によって，平成21年度補正予算「モデルハウス型植物工場実証・展示・研修事業」として植物工場拠点の整備が進められる[8]など，我が国の農産物供給の将来を担う技術とし

て大きな期待がかけられている．

そして，環境条件を人工的に制御することが大きな特徴である植物工場において重要な技術となっているのが「アグリセンシング」(agriculture（農業）＋ sensing（センシング）の造語）である．環境条件を制御するには，環境をリアルタイムに監視するための様々なセンサが必要となるが，このような農産物栽培の現場や品質管理で利用される温湿度，照度，光合成活性，土壌水分などを監視するためのセンシング技術が「アグリセンシング」である．今後，植物工場の普及を進めるためには，低コストで高効率な最適栽培環境の制御，管理が必要であり，アグリセンシングの高感度化，高効率化，低コスト化などの発展が期待されている．

2.4.1 植物工場の現状

今日の農法技術は4世代に分類することができる．まず，環境制御を行わず自然の状態で栽培を行う「露地栽培」が第1世代，温度制御を行う「ハウス栽培」が第2世代，温度制御に加え養液の利用によって連作被害を防ぎ，周年栽培を可能とした「水耕栽培」が第3世代と呼ばれ，さらに光の制御も行い最適環境を人工的に作り出す「植物工場」が第4世代の農法である [9]．植物工場は，一般的に，「環境制御や自動化などハイテクを利用した植物の周年栽培システム」と定義され，その性質から無農薬栽培が可能である．植物工場は，2012年3月現在，日本全国に約120ヶ所あるほか，農林水産省が進めている補正予算による植物工場や，経済産業省によって「先進的植物工場基盤技術研究拠点」に選定された研究所や大学内の設備整備が着々と進められている．

植物工場には，光源の使用方法によって2つのタイプがあり，基本的に太陽光を利用して栽培し，必要に応じて補光する太陽光利用型と，完全に外界と遮断した空間で人工光を用いて栽培する完全制御型がある．太陽光利用型は，自然光を利用するため光源にかかるコストは抑えられる一方で，夏場の冷房コストがかかることや，多段方式を採用することができず，第1～3世代の農法と同じ面積で同程度の収量しか見込めないことから，必ずしも最適なシステムとはならない場合がある．一方，完全制御型は，環境条件を完全に制御することで，高効率な栽培環境を実現しやすいことや，多段方式にすることで，狭い面

2.4 植物工場とアグリセンシング

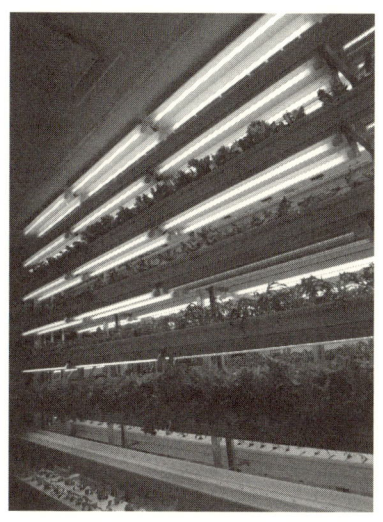

図 2.4　多段方式を採用した完全制御型植物工場

積の敷地でも段数倍の収量を安定して確保できることから，生産性の面においても理想的な植物工場であるといえる．図 2.4 は，多段方式の完全制御型植物工場内の様子である．多段方式では，各段で照射条件や養液を調整可能することで，収量を上げるだけでなく，多種の野菜を同時に栽培可能であるというメリットもある．

　また，植物工場で栽培される野菜自体にも特徴があり，清潔，長持ち，無農薬栽培の安心，栄養価が高い（レタスの場合，露地栽培野菜に比較して総カロテン量が 10 倍以上など），えぐみや苦味が少ないなど，最近の消費者の安全・安心志向，健康志向によるニーズに応えうる植物の栽培が可能である [10]．数年ほど前から，植物工場で栽培された野菜類は，露地物と同様に一般のスーパーマーケットなどでも販売されている．また最近では，汐留菜園と称される植物工場に併設された"ラ・ベファーナ汐留店"や，店内に野菜工場を設けた"日本サブウェイ 野菜ラボ丸ビル店"など，消費者の目に触れる場所に設置した植物工場で栽培した野菜をその場で食べる「店産店消」をコンセプトとしたレストランができている．また，2011 年 3 月に発生した震災以降，原発事故の影響で食の安全・安心への関心がさらに高まり，小売店でも植物工場野菜を販

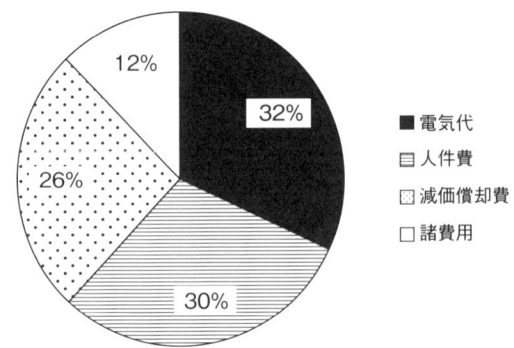

図 2.5　一般的な完全制御型植物工場の運用コスト

売するようになったことから，ある完全制御型植物工場では，震災前に比べておよそ 3 倍近くに注文数が増加し，工場をフル稼働しても追いつかないほどの注文に対応する事態になっているという．

　このように，徐々に一般にも浸透しつつある植物工場であるが，政府が普及を目指した活動を本格化した 2009 年以降，生産，販売を目的とした植物工場の数はそれほど増えていない．植物工場の普及の妨げになっている大きな課題が，初期導入コスト，運用コストが莫大であることである．初期導入コストは，光源の種類によって異なり，蛍光灯を光源とした完全制御型の場合で約 9 千万円，光合成の活性化や生長量，栄養価の制御に有効な波長のみを選択することで，より効率的な栽培が可能となる LED を光源とした場合には，約 2 億 4 千万円かかるという．また，植物工場内では，数多くの環境制御用センサが使用されており，これらのセンサデバイスやそれを取り巻くシステムの低コスト化も必要となる．初期導入コストが上がれば，1 株あたりの生産コストが上がり，商品価格も高くなってしまうことから，買い手が少なく採算が取れない場合もある．たとえば，蛍光灯を光源とした完全制御型植物工場では，運用コストの約 1/3 が電気代となっており，このコストをいかに削減するかが今後の植物工場の普及に大きく影響を及ぼす（図 2.5）．

　また，2010 年 9 月には，それまで植物工場野菜の生産，販売と植物工場野菜を提供する飲食店経営を手がけてきた企業が，工場野菜の販路拡大や物流コストの削減に苦戦して，早期の黒字化は見込めないと判断し，植物工場野菜の生

産販売から撤退することを発表していることからも，植物工場普及に向けた取り組みも現実は大変厳しいことがうかがえる．

コスト面以外での課題としては，植物工場での栽培品目の拡大が上げられる．現在，採算が取れる品目は葉菜類と花菜類のごく一部とされており，今後植物工場向き品種の開発や，植物工場の生産システムの改良などが必要となる．また，単価が上がってしまいがちの植物工場野菜にさらなる付加価値を付ける取り組みも行われており，単純に，「美味しい野菜」というだけでなく，栄養成分や機能性成分含量，または有害成分をコントロールすることや，保健用食品素材や医薬品原料の生産など，「食」から「医」までをカバー可能な生産システムの導入が期待されている．

2.4.2 アグリセンシング技術の現状

植物工場内では，温度，湿度，二酸化炭素濃度，栄養素，光の照射量などの環境情報をあらゆるセンサで検知し，それらをリアルタイムで処理し，野菜が最も育ちやすい環境にコントロールしている．このように農業現場で利用するセンサやそのシステムが，「アグリセンシング」である．代表的なアグリセンシング装置の現状や問題点を表 2.1 に示す [11]．気温に関していえば，日本の従来の施設栽培においても気温の測定は行われていた．しかし，測定した温度と作物の様子を見ながら，経験的に温度設定を変更する方法が一般的で，その手法は農家によってまちまちであった．植物工場が普及し，人の感覚に頼らない環境管理をしていくためには，屋内外の温度差なども考慮し，適切な温度へと制御する技術が必要となる．

植物工場では，光合成を活性化させ，成長を促進するために炭酸ガス量の制御が行われるのが一般的であり，炭酸ガスセンサは重要な役割を果たすが，非分散型赤外吸収 (NDIR) 型センサなどの高精度なセンサは非常に高価で，植物工場内の濃度を均一に保つために複数導入するとなると膨大な予算がかかる．そのため，生産現場への導入はそれほど進んでいない．日射センサや非接触法による果実の糖度測定に利用される糖度センサなども高価なものが多く，これらの低価格化が望まれている．また，土壌や水耕栽培養液の電気伝導度 (Electrical Conductivity：EC) の測定は，養分濃度の管理のために非常に重要

表 2.1 アグリセンシング装置一覧

測定項目	現状	問題点
気温	小規模施設：サーモスタット利用，大規模施設：各種温度センサ利用	測定方法がまちまち
湿度	半閉鎖型温室では湿度を高めることが効果的であるため注目されつつある	高湿度側の精度に問題あり
炭酸ガス	近年低価格センサが発売されており，今後の普及が期待される	精度の問題あり
日射	灌水制御，遮光カーテン制御に利用	日射センサは一般的に高価．太陽電池を利用した測定などもある
風向，降雨状況	換気窓の開閉に使用	
土壌水分含量	灌水制御	
電気伝導度，pH	養分濃度の制御，培養液の管理	
糖度	果実の糖度測定	非接触のものは高価
SPA	光合成速度，蒸散速度，葉温など，植物の生体情報を利用	多くの高価なセンサが必要

となるが，これをリアルタイムに測定し，データを蓄積することが可能な小型で安価なセンサはまだ実用化されておらず，その実用化に向けた研究が進められている．これらの研究は 1970 年代から進められているが，土壌の正確な EC を測定するまでに安定時間が数時間必要となるなど，実用には利用の難しいものが多かった．近年，これまで医療用バイオセンサなどの開発に従事してきた研究者の手によって，半導体集積回路技術を使った小型で長期測定可能な EC センサの開発の試みにより，5ヶ月以上の連続運転と栽培に必要な範囲の土壌 EC 測定が可能であることが示され，低価格化が実現すれば，植物工場で利用できる非常に有効なセンサとなると考えられる [12,13]．

そして，さらに注目すべき環境制御技術が，Speaking Plant Approach（以下，SPA）である [14]．SPA は，様々なセンサを用いて植物の生体情報をリアルタイムで計測し，植物の生育状態やストレス状態を診断する技術で，これらの診断結果をもとに環境制御を行うことで，より効率的な栽培環境の実現が可能となる．植物の蒸散の様子などをモニタリングするために計測する葉面温度

測定では，気孔が密集する葉の裏面にサーミスタを接触させて葉温を測定するセンサのほか，熱画像装置によって非接触で葉温を検知するセンサも利用されるようになっている．さらに，水ストレスの状態をモニタリングするには，水ポテンシャルを測定する方法のほか，茎径を測る方法もある．

また，栽培施設での植物生産はいかに光合成を促進するかによって成り立っているが，光合成速度を継続的に測定することは非常に難しい．最近では，圃場で継続的に光合成速度を測定可能なセンサとして，植物の CO_2 と H_2O の交換速度から光合成速度を算出するセンサや，光合成の初期反応を示すクロロフィル蛍光を測定するセンサもあるが，構造が複雑で高価な装置であるため，普及には至っていない．

さらに，光合成活性をリアルタイムに評価する手法として，植物自体から発生する植物生体電位応答をSPA技術として用いようとする研究も進められている [15-17]．この研究では，植物に医療用の脳波測定用皿電極を葉面と葉柄に取り付けて，電極間の電位差を観測しており，特に，光の照射，遮断に対する植物の生体電位応答と光合成速度との関係について詳細に比較検討を行っている．これまでに，光の照射あるいは遮断に対する敏感で再現性の高い生体電位応答が得られることや，光照射時の生体電位応答と光合成速度（CO_2 消費量）との間には比較的高い相関があることが報告されている．この技術を栽培施設などに応用することで，植物自身の応答による光合成活性の評価はもちろん，栽培環境の最適化のための制御信号として利用することも可能であると期待されている．

以上のように，植物工場では様々な環境情報を様々なセンサによって観測し，これをもとにした環境制御を行っている．そのため，個々のセンサ技術の向上はもちろん，複数のセンサから収集した情報を総合的に判断し，環境制御に反映するシステム系の技術開発も今後重要となる．

2.4.3　家庭菜園とIT化

ここまで述べてきたように，植物工場の普及が強く望まれている一方で，大規模な施設でのITの導入はセンサ類の性能，設置数の問題や，地域，環境に合わせたシステム構築などを必要とするため容易ではない．特に日本では，経

験則にしたがって生産を続けている農家が多く，IT 技術が積極的に導入される動きは，今のところ活発ではない．一方，携帯電話，PC，スマートフォンなどの普及が拡がる消費者にとって，今や IT 技術は大変身近な存在になっているため，まずは家庭菜園に IT を取り入れ普及させるところからはじめ，徐々に農業分野に拡大しようとする動きがみられる．

たとえば，株式会社アイティプランツが開発したアイティプランターは，室内専用植物栽培装置で，栽培品種によって栽培環境を最適にコントロールできる栽培プログラムを提供しているほか，養液不足や温度異常をメールで知らせる機能や，携帯電話から栽培環境の確認や光源調整が可能となっている [18]．このほかにも，スマートフォンによって環境管理を行うだけでなく，過去の栽培情報や，いろいろな場所で栽培された育成データをクラウドコンピュータで管理し，栽培ノウハウなどを記録しながら生育可能な小型植物工場などの開発も進められている．Andrew Frueh 氏が開発した「GardenBot」は，Arduino マイコンを用いたもので，土壌水分，温度，光などのデータを計測し，ネットワークを通じて管理するとともに，水道や電力系統を自動制御するというものであり，家庭でほとんど手間をかけずに栽培することが可能となる [19]．

2.5 生産工程におけるセキュリティとセンシング

2.5.1 食品のトレーサビリティに関する概略

日本国内で BSE の発生が 2001 年に初めて確認された．これに引き続くように，食品加工業者により食肉に関する表示が偽装され，さらに海外から輸入した野菜から，基準値を大幅に超えた残留農薬が検出された．メディアを通してこれら様々な事例が頻繁に報道発表されると，消費者の多くは食品の安全性やその由来を安心しても大丈夫であろうかと疑念を抱くようになった．このような中，消費者の信頼を再び得るため，科学・技術的な手法としてトレーサビリティに注目や関心が集まるようになった [20]．

トレーサビリティ (traceability) とは，どのような語源，意味を持つ言葉であろうか．2つの用語，「トレース（追跡）」と「できること（能力）」を合成し

2.5 生産工程におけるセキュリティとセンシング

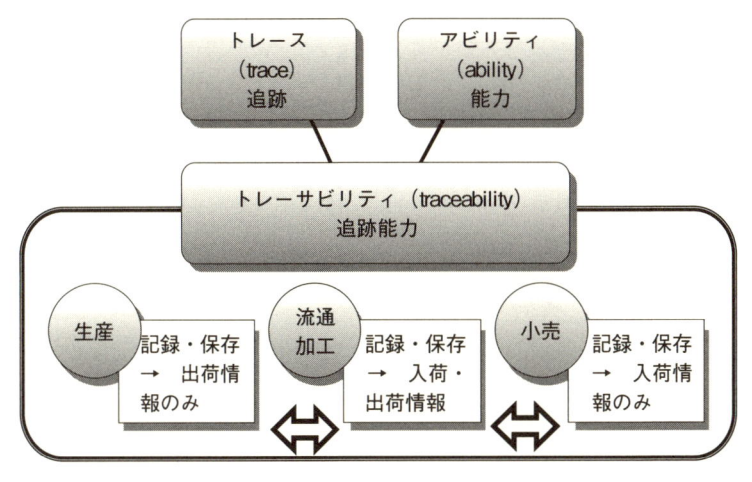

図2.6 トレーサビリティの概要

た言葉であり，食品におけるトレーサビリティとは「食品の移動状況を把握できること」である．コーデックス委員会ではフードチェーン全般に対して「生産，加工および，流通の特定の1つまたは複数の段階で，食品の移動を追跡できること」と幅広く定義している．トレーサビリティの概要を図2.6に示す．

「食品の移動状況を追跡・把握できること」すなわち，トレーサビリティへの関心が急激に高まっているが，従来から，食品の安全性を確保するために事業者は，それぞれの加工場を対象として，工程の管理に積極的に取り組んできた．たとえば，図2.7のように①HACCPシステム（危害分析・重要管理点方式）手法，②食品衛生法の各種衛生規範，③JAS(Japan Agriculture Standard)法における認定の技術的基準などがあげられる[21–26]．これらの主となる管理対象は，工程のみの管理であり，その中に様々な品質や衛生の管理項目は含まれているが，やはり主ではなく従の素養が強い．

食品を中心にしてトレーサビリティの概要を説明してきたが，この言葉は食品に限らず多種多様な分野で使用されている．たとえば，測定の分野において，ISO（国際標準化機構）は，「測定結果または標準値が不確かさを付けて，切れ目のない比較の連鎖を通じて国家標準または国際基準に関連付けられ得ること」と定義しており，連鎖に不確かさが付いていることが必要とされている．

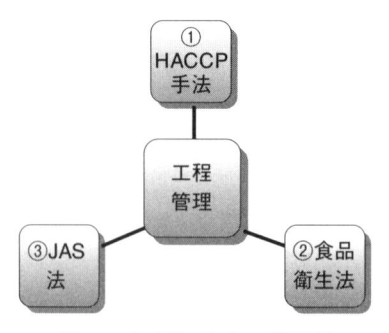

```
        ①
       HACCP
        手法
         │
        工程
        管理
       ╱    ╲
    ③JAS   ②食品
     法     衛生法
```

図 2.7　加工場における工程管理

物流が活発に促進し，日常的に世界各国から多くの食品がこれまで以上に輸出入されるようになると，「食品の移動をどこまでどう把握するか」が今後非常に大きな課題となってくる．

2.5.2　食品のトレーサビリティを活用した対応とその効果

食品の品質や衛生などに関して何らかの問題が発生した場合，トレーサビリティが適切に確立されていれば，食品の安全・安心への対応として，以下に示す4つの事柄が行われる．①迅速な食品の回収，②原因となる食品もしくは食材の究明，③問題発生個所である出荷先の特定，④安全な他の流通ルートを確保し，安定的に供給することが可能となる．このような対応の概略を図2.8に示す．

生産者から小売まで，食品の移動を単純に把握するだけであれば，受入伝票と出荷伝票を照合すれば時間はかかるが対応できるかもしれない．しかし，突発的な問題が発生した際に迅速かつ適切な対応をとるためには，食品の生産と移動をロット単位で，管理，把握することが必要不可欠となる．ロットとは，同じような条件の下で生産・加工された製品（食品）の集まりのことであり，食品の特性，製造実態，コストなどを考慮してロットの大きさをどの程度にするか決められる．

ロット単位での情報に基づき，フードチェーンの生産・流通・小売の各段階でトレーサビリティが保障されていれば，突発的な何らかの問題が起きた場合，事業者は損失を広げないようにフードチェーンのそれぞれの段階で迅速に

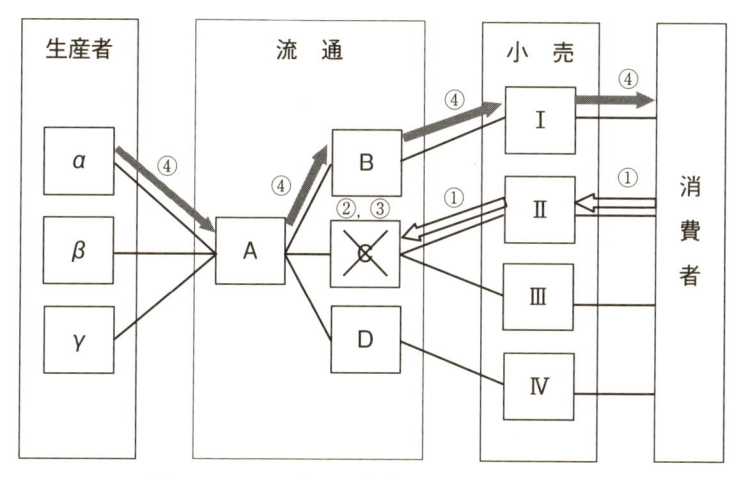

図2.8 トレーサビリティを活用した問題発生時の対応

製品を回収することが可能となる．また，流通・移動経路をさかのぼることで問題の真相究明に大きな効果を発揮する．さらに，問題が発生した工場や流通ルートを迂回して他の安全な流通ルートを確保することが可能となり，生産者，消費者などへ多くの恩恵がもたらされる．これ以外にも，トレーサビリティを有効に活用することで，多種多様な情報を相互に提供し合うことも可能となる．一例として生産者の紹介，各種製品の使用歴などが挙げられる．トレーサビリティにとって必須な情報ではなく，あくまで自主的に付加価値をつけ，差別化を図る上で有用となる．

2.5.3 国内における状況と傾向

日本国内において食品のトレーサビリティ，すなわち食品の移動を把握できるようにするという考え方は，様々な制度で取り入れられている．

A. 牛肉のトレーサビリティ制度について

「牛個体識別のための情報の管理および伝達に関する特別措置法」は2003年6月に公布され，同年12月より実施されている．牛肉の安全性に対する信頼の確保や，BSEのまん延防止措置の的確な実施などを目的として，牛を個体識別番号により一元管理するとともに，生産・流通の各段階において当該個体識別

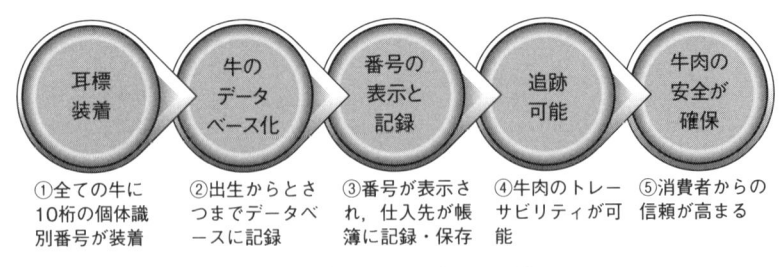

```
┌──────┐  ┌──────┐  ┌──────┐  ┌──────┐  ┌──────┐
│ 耳標 │→│ 牛の │→│番号の│→│ 追跡 │→│牛肉の│
│ 装着 │  │データ│  │表示と│  │ 可能 │  │安全が│
│      │  │ベース化│ │ 記録 │  │      │  │ 確保 │
└──────┘  └──────┘  └──────┘  └──────┘  └──────┘
①全ての牛に  ②出生からとさ ③番号が表示さ ④牛肉のトレー ⑤消費者からの
10桁の個体識  つまでデータベ れ,仕入先が帳 サビリティが可 信頼が高まる
別番号が装着  ースに記録    簿に記録・保存 能
```

図 2.9　牛肉のトレーサビリティの流れ

番号を正確に伝達するための牛個体識別情報伝達制度（牛トレーサビリティ）が構築されている．牛肉のトレーサビリティの流れを図 2.9 に示す．

①国内で生まれたすべての牛と輸入牛に 10 桁の個体識別番号の印字された耳標が装着される．②この耳標の個体識別番号により，出生（年月日，性別，種別，母牛の個体識別番号など），異動（年月日，相手先），とさつ（年月日，譲り受けなどの相手先）に関する情報を独立行政法人家畜改良センターのデータベースで一元管理している．③牛肉となってからは，枝肉，部分肉，精肉と加工され流通していく過程で，その取引に関わる販売業者などにより，個体識別番号が表示され，仕入れの相手先などが帳簿に記録・保存される．④店頭の国産の牛に表示されている 10 桁の番号を，同センターホームページに入力することで，その履歴を検索することができる．これにより，牛肉については，牛の出生から消費者に供給されるまでの間の追跡・遡及，すなわち生産流通履歴情報の把握（牛のトレーサビリティ）が可能となる．⑤出生，異動，とさつの各段階の届け出は法律で義務付けられ，ファックスやインターネットによって情報伝達が行われることで，牛肉の安全が確保され，消費者からの信頼が高まっている．

B. 食品衛生法について

飲食物，あるいは飲食によっておこる衛生上の危害を防止する目的でつくられた法律である食品衛生法 (Food Sanitation Low) は，2003 年 5 月に改正された．この法律の中で，違反食品や食中毒が発生した際に，問題となる食品を早期に特定し，迅速に排除することを可能にするため，第 3 条第 2 項において「食品等事業者は，販売食品等に起因する食品衛生上の危害の発生の防止に必

要な限度において，当該食品等事業者に対して販売食品などまたはその原材料の販売を行った者の名称その他必要な情報に関する記録を作成し，これを保存するよう努めなければならない.」としている.

また，同年8月の通知で示されている「食品事業者の記録作成および保存に関する指針（ガイドライン）」は，食品事業者に，それぞれの仕入れ先および出荷・販売先に関わる記録の作成・保存を求めており，基本的な記録事項は以下のとおりである.①食品などの品名，②ロット確認に必要な情報として年月日表示とロット番号，③仕入れた年月日と仕入れ先れ名称及び住所，④出荷した年月日と出荷・販売先の名称及び住所，ただし，小売段階での販売先の記録は不要である.記録は必ずしも，専用の帳簿を作成して行う必要はなく，仕入れ・販売台帳や注文書なども差し支えないとしている.

C. JAS法について

JAS法の正式名称は「農林物資の規格化および品質表示の適正化に関する法律：JAS law」である.この法律は，飲食料品などが一定の品質や特別な生産方法で作られていることを保証する.①「JAS規格制度（任意の制度）」と，原材料・原産地など品質に関する一定の表示を義務付ける.②「品質表示基準制度」からなっている.この法律で定められたルールに従い，我々の身の回りの食品などには，JASマークや原産地などの表示が付いている.

食品の移動の把握を直接の目的としてないが，正しい情報を表示することはその基本となるものである.生鮮食品や遺伝子組換え食品は，従来より，業者のみならず，生産者や卸売業者などの行う取引も表示規制の対象となっている.2007年に発生した牛ミンチ事案は，表示規制の対象となっていない原料供給業者の不正行為であり，最終製品の製造業者，販売業者への規制だけでは表示の正確性を担保できないことが明らかとなった.このようなことを踏まえ，直近のJAS法改正では，直罰規定が創設された.

これまで，食品衛生法やJAS法の概要を説明してきた.最後に，計量法を含め食品表示に関する各種法律について図2.10に示す[27].

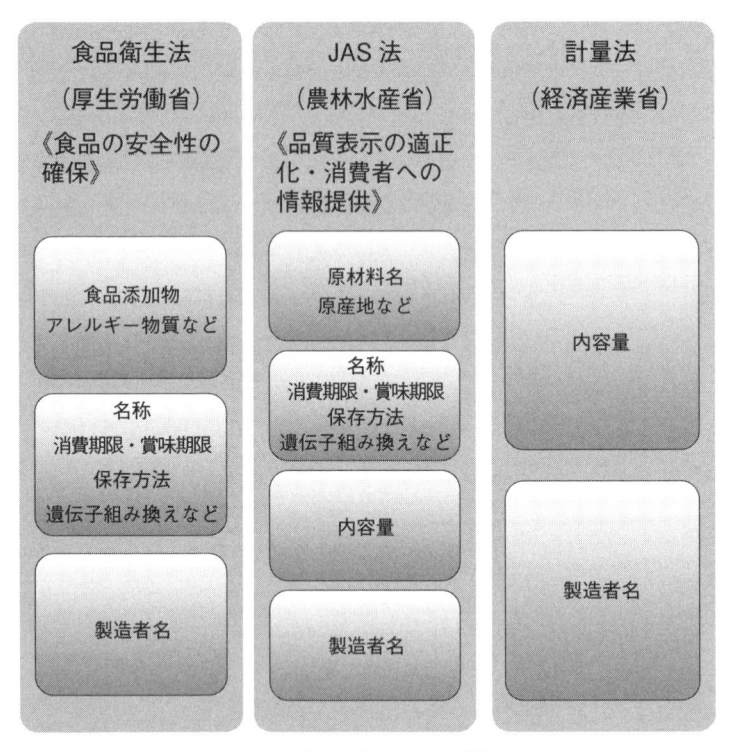

食品衛生法 （厚生労働省） 《食品の安全性の確保》	JAS法 （農林水産省） 《品質表示の適正化・消費者への情報提供》	計量法 （経済産業省）
食品添加物 アレルギー物質など	原材料名 原産地など	内容量
名称 消費期限・賞味期限 保存方法 遺伝子組み換えなど	名称 消費期限・賞味期限 保存方法 遺伝子組み換えなど	
製造者名	内容量	製造者名
	製造者名	

図2.10　食品表示に関する各種法律

2.5.4　海外における状況と傾向

日本国外に視点を移すと，国際組織であるコーデックス委員会やISO，さらにEUでは，食品の管理に関してトレーサビリティの考え方を取り入れ，様々な文書を作成している．

A.　コーデックス委員会の動向について

コーデックス委員会は，消費者の健康の保護，食品の公正な貿易の確保などを目的として，1963年にFAOおよびWHOにより設置された国際的な政府間機関であり，国際食品規格（コーデックス規格）の策定などを行っている．日本は1966年より加盟している．トレーサビリティに関する策定として，「食品検査および認証システムのツールとしてのトレーサビリティ／プロダクトトレーシングの原則」がある．食品の検査や認証システムの一環として，行

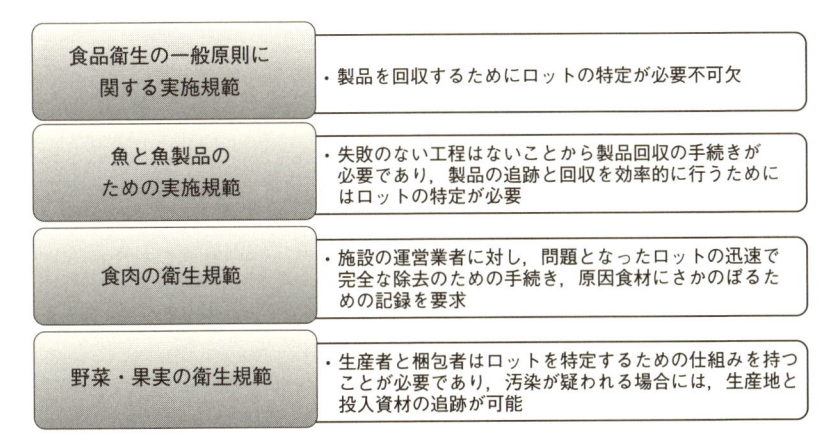

2.5 生産工程におけるセキュリティとセンシング

食品衛生の一般原則に関する実施規範	・製品を回収するためにロットの特定が必要不可欠
魚と魚製品のための実施規範	・失敗のない工程はないことから製品回収の手続きが必要であり，製品の追跡と回収を効率的に行うためにはロットの特定が必要
食肉の衛生規範	・施設の運営業者に対し，問題となったロットの迅速で完全な除去のための手続き，原因食材にさかのぼるための記録を要求
野菜・果実の衛生規範	・生産者と梱包者はロットを特定するための仕組みを持つことが必要であり，汚染が疑われる場合には，生産地と投入資材の追跡が可能

図 2.11 コーデックス委員会が定めた各種規範の一例

政部局が使用する多くのツールの1つにトレーサビリティを位置付けている．HACCPといった別の管理手法と融合・複合することで，トレーサビリティは向上する．しかし，食品の安全をこれらの手法のみで保障することはできない．その適用は全体のシステムの中で技術的に実現可能であり，そして経済的に採算が取れなければ現実的ではないとしている．製品回収はトレーサビリティの主な目的の1つであり，特定の食品についてコーデックス委員会が定めた各種文書の中に組み込まれている．一例として4つの規範を図2.11に示す．

B. ISOの動向について

ISOの正式名称は，国際標準化機構 (International Organization for Standardization) であり，各国の代表的標準化機関から成る国際標準化機関で，電気および電子技術分野を除く全産業分野（鉱工業，農業，医薬品など）に関する国際規格を策定するための民間の非政府組織である．

2005年に「ISO22000食品安全マネージメントシステム」，2007年に「ISO22005飼料及び食品チェーンにおけるトレーサビリティシステム設計および実施に関する一般原則と要求事項」がそれぞれ発行された．

前述は，フードチェーン内の組織が食品安全を確保する能力を持つことを実証する規格であり，「安全な製品の計画及び実現」の中で「トレーサビリティシステム」を規定している．トレーサビリティシステムを適用する組織は，製

品ロット，原料・材料のバッチ，製造・加工記録，出荷記録の相互の関係が特定できるように確立しなければならず，納入される原材料から最終製品の出荷先までの経路を明確にする必要がある．

後述の規格は，ISO22000やISO9000といったマネージメントシステムの中でトレーサビリティシステムを設計する際に利用することを目的にしており，適用範囲，引用規格，用語および目的，設計，実施，内部監査，レビューの項目から構成されている．

C. EU（欧州連合）の動向について

食品に関して人間の健康と消費者の権利を高い水準で保護することを目的にした規則として，「食品法の一般原則と欧州議会及び理事会規則 No178/2002」が2002年に制定された．この規則の対象は食品と飼料であり，一般原則として，リスクアナリシス，予防原則，消費者利益の保護を規定し，要求事項として，食品（飼料）安全の要件，表示を含む情報，事業者の責務，トレーサビリティ，事業者の責任などを規定している．

第3条第15項でトレーサビリティの用語について定義しており，「生産，加工および流通のすべての段階を通じて，食品，飼料，家畜，または食品・飼料に組み込まれることが意図・予期される物質を追跡し，遡ることができる能力のこと」としている．第18条はトレーサビリティの規定であり，製品に欠陥が見つかった場合，消費者保護にとって最も重要なことは，食品・飼料，原材料の生産地および食品の供給源の特定であるとして，すべての食品・飼料の事業者間の移動についてトレーサビリティの確保を求め，要請があったとき，行政部局に対して情報の提供を求めている．

トレーサビリティは，それ自体で食品を安全とするものではないが，食品安全問題を封じ込めるためのリスクマネジメントの道具である．また，フードチェーンの中の新しい概念ではないが，すべての食品事業者の義務として明確化したのは初めてである．

D. アメリカの動向について

2001年9月11日の米国同時多発テロなどを受け，2002年に「公衆の健康安全保障ならびにバイオテロへの準備および対策法」，通称バイオテロ法が制定

された．同法に基づいて，(1) 行政による留置，(2) 食品関連施設の登録，(3) 記録の義務付け，(4) 輸入時の事前通告，以上の4つの食品関連規則が発表されている．なお，(1)，(2)，(3) については2006年に最終規則が策定された．(4) については最終暫定規則となっている．各規則の概要は，食品事業者に対して，食品の入手先，食品の詳細，受領日，数量，輸送会社などの記録の保管義務を課しており，生鮮食品で6ヶ月から1年，その他の食品で2年の保持期間が設定されている．ただし，農場や飲食店などは対象外とされている．

2.5.5 トレーサビリティの日本国内における普及状況

食品のトレーサビリティに対して，日本国内における事業者の取り組みと消費者の意識に関する状況を概説する．

2003〜2005年度にかけて，食品製造業，食品卸売業，各種商品小売業および食品小売業を営む企業と総合農協を対象として，農林水産省統計部が実施した「食品産業動向調査報告」によると，年々トレーサビリティへの取り組みは増加している．2005年度には食品製造業，食品卸売業，食品小売業いずれの企業4割弱から，すべてのまたは一部の食品でトレーサビリティシステムを導入しているとの回答があったと報告された．この調査報告におけるトレーサビリティとは，「いつ，どこから仕入れ，もしくは，いつ，どこで製造し」，「いつ，どこに出荷（販売）したか」を「荷姿（ロットなど）により特定できること」と定義している．

次に，2006年度に農林水産省が実施した食品消費モニター調査によると，「トレーサビリティ」について，約10%が「良く知っている」，約40%が「大体のことは知っている」と回答し，おおよそ半数の人が知っているとの結果になった．今後，食品のトレーサビリティの普及を邁進させることについて，消費者の約90%が「重要である」と回答しており，トレーサビリティへの消費者の関心が非常に高いことがわかる．その理由を，食品へのトレーサビリティの導入により期待される効果と照らし合わせると，「生産・流通過程の透明性が確保される」，「食品の事故が起きたとき，その原因を速やかに追及しやすくなる」などが多くあり，消費者の食に対する安心安全への意識と密接に関係していることが伺える．

2.5.6　食品のトレーサビリティ導入に関するガイドライン

　日本のみならず世界において，食の安全を揺るがす問題が近年数多く露見している．たとえば，食品表示の偽装，残留農薬や無登録農薬問題などにより出荷停止を余儀なくされた事例が後を絶たない．このため，行政部局や事業者などが，消費者の信頼を回復するために，トレーサビリティを確保するなどの様々な取り組みが行われてきた．これらの対応として，トレーサビリティに関する考え方と動向について，概略を先に述べてきた．なぜトレーサビリティの確保に取り組んだのか，だれが中心となってどのように取り組んだのか，導入したシステムはどのようなものなのかについての具体的な内容は，社団法人食品需給研究センター（以下，需給センター）のホームページに記載されている．

　農林水産省の補助事業の中で，トレーサビリティを導入するためのガイドラインが，いくつか作成されている．「食品トレーサビリティシステム導入の手引き」は，これから取り組みを始めるにあたっての基本的な考え方と導入の進め方を示したものであり，食品の特性を踏まえて作成した品目別ガイドラインは，農林水産省のホームページと需給センターのホームページに掲載されている．

　日本国外では，たとえば，欧州標準化委員会 (CEN) において「水産製品のトレーサビリティ天然魚の流通経路において記録されるべき情報の仕様」が策定されている．

2.5.7　今後に向けた食品のトレーサビリティの取り組み

　近年の情報通信技術（以下，ICT）の発展は急速であり，その普及は留まるところを知らない．トレーサビリティの確保にコンパクトなICT機器の活用が非常に有効であることは容易に想像できる．しかし，ICTを導入しなければ対応できないものではない．何も特別なことをするのではなく，これまで通り，伝票や帳簿へ適切にアナログ情報として整理・管理することにより，原材料の仕入れ先，そして製品の販売先を通常は把握できる．

　しかし，ひとたび問題が発生すれば，迅速な対応が迫られる．そのためにも，対象範囲を限定できるよう，原材料の仕入れ時期，製品の出荷時期，期限

表示，製造工場，製造ロットなどロット単位での管理は必要である．

世界中から多種多様な原材料を様々な流通経路で調達し，製品の販売も日本国内に留まることなく言語の異なる国へ広域化している．このような状況の中で，食品に関する問題が，突発的にいつ如何なる形で発生するか予測することは不可能に限りなく近い．

今後，食品のトレーサビリティの確保はこれまで以上に極めて重要となるが，トレーサビリティを単独で遂行するのではなく，様々な工程管理手法，たとえば，HACCP，GAP（農業生産工程管理），GMP（適正製造規範）などと組み合わせ，それぞれの手法の良い取り組みを融合し，日常における一連の流れでトレーサビリティが業務管理の中で取り扱われるべきである．

2.6 まとめ

本章では，生産過程における過去の事例や現状について紹介するとともに，今後大きな役割を担うことになるであろう，植物工場とアグリセンシングやIT化の現状と今後の発展の可能性について記述した．また，食の安全・安心を確保するために不可欠となるトレーサビリティの現状と課題並びに，今後求められる技術について概説した．

今後，生産工程では，植物工場などの現場における圃場管理システム，農作業ロボットの導入や，消費者に安心を届ける商品追跡管理システム（トレーサビリティシステム）などの導入がさらに進んでいく．市場調査企業であるシード・プランニングの調査によれば，2010年の農業IT化市場は60億円であるが，10年後の2020年には10倍の600億円に拡大すると予測され（図2.12）[28]，特に現在遅れている生産工程への導入が顕著になると考えられ，IT化を支えるネットワーク技術や，センシング技術の発展が強く望まれる．

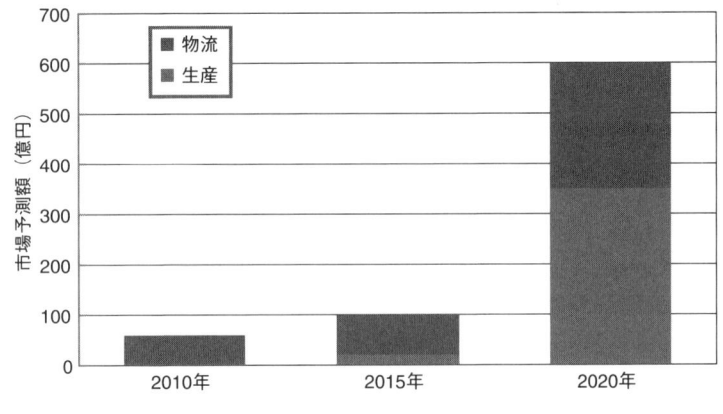

図2.12 今後の農業のIT化市場予測

▶参考文献◀

[1] 中村 靖彦:『食の世界にいま何がおきているか』, 岩波新書 (2009)
[2] 総務省統計研修所:第61回日本統計年鑑, 総務省統計局 (2012)
[3] 2010年世界農林業センサス報告書, 農林水産省 (2011)
[4] 東日本大震災が農業経営に与えた影響の調査結果, 株式会社日本政策金融公庫農林水産事業 (2011.10)
[5] 山梨県のワインファームでセンサを活用した農業支援を開始, 富士通ホームページ:http://pr.fujitsu.com/jp/news/2011/07/15-1.html
[6] 富士通のクラウドを活用したICTシステムを, イオン直営農場に導入, 富士通ホームページ:http://pr.fujitsu.com/jp/news/2011/11/25.html
[7] 経済産業省ホームページ, 農商工連携研究会植物工場ワーキンググループ報告書:http://www.meti.go.jp/report/data/g90424aj.html
[8] 農林水産省ホームページ, 植物工場の普及・拡大に向けて:http://www.maff.go.jp/j/seisan/ryutu/plant_factory/index.html
[9] 高辻 正基:『植物工場の基礎と実際』, 裳華房 (2007)
[10] 高辻 正基:完全制御型植物工場の現状, 植物環境工学, Vol. 22(1), pp. 2–7 (2010)
[11] 安場 健一郎:施設園芸を中心とした農業分野でのセンサ利用の現状と課題, 第31回センサ&アクチュエータ技術シンポジウム「アグリセンシング——次世代の農業ニーズを探る——」, pp. 1–8 (2009)
[12] M. Futagawa, T. Iwasaki, H. Takao, M. Ishida, and K. Sawada: fablication of a multi-modal sensor with pH, EC and temperature sensing areas for agriculture apprication, Proceeding in IEEE Sensors 2009 Conference, pp. 2013–2016 (2009)
[13] 川嶋 和子・二川 雅登・番 喜宏・浅野 義行・澤田和明:挿入型農業用センサを利用

したトマト培地のEC測定, 電気学会論文誌 E, Vol. 131, No. 6, pp. 211–217(2011)
- [14] 仁科 弘重:太陽光利用型植物工場の知能化のための Speaking Plant Approach 技術, 学術の動向, 2010年6月号, pp. 62–70 (2010)
- [15] 長谷川 有貴・安藤 毅・内田 秀和・谷治 環:植物の生育環境制御のための生体電位応答の評価, 照明学会公開研究会「食品生産・流通における赤外放射の応用——安全・安心な食への動向と展望——」, AR-09–08, pp. 1–4 (2009)
- [16] 安藤 毅・長谷川 有貴・谷治 環・内田 秀和:光合成反応に起因する植物生体電位応答の研究, 電気学会論文誌 E, Vol. 131, No. 9, pp. 337–342(2011)
- [17] 大藪 多可志・勝部 昭明編:『植物生体電位とコミュニケーション』, 海文堂出版 (2009)
- [18] 株式会社アイティプランツホームページ:http://www.itplants.com/
- [19] GardenBot ホームページ:http://gardenbot.org/
- [20] 食品安全ハンドブック編集委員会編:『食品安全ハンドブック』, 丸善株式会社, 第28章 食品のトレーサビリティシステム(植木 隆)(2010)
- [21] 農林水産省ホームページ, トレーサビリティ関係:http://www.maff.go.jp/j/syouan/seisaku/trace/index.html
- [22] 農林水産省ホームページ, HACCP法(食品の製造過程の管理の高度化に関する臨時措置法):http://www.maff.go.jp/j/shokusan/sanki/haccp/index.html
- [23] 財団法人食品産業センターホームページ, HACCP関連情報データベース:http://www.shokusan.or.jp/haccp/
- [24] 独立行政法人 農林水産消費安全技術センターホームページ, 食の情報交流ひろば:http://www.famic.go.jp/hiroba/index.html
- [25] 厚生労働省ホームページ, 食品:http://www.mhlw.go.jp/seisakunitsuite/bunya/kenkou_iryou/shokuhin/
- [26] 農林水産省ホームページ, 生産情報公表JAS規格:http://www.maff.go.jp/j/jas/jas_kikaku/seisan.html
- [27] 経済産業省ホームページ, 知的基盤・計量行政:http://www.meti.go.jp/policy/economy/hyojun/techno_infra/30_kankeihouki.html
- [28] 株式会社 シード・プランニングホームページ:http://www.seedplanning.co.jp/

第3章 加工工程におけるセンシング

3.1 はじめに

　通常の生活を送る中で，多くの人々は食品を販売する個人や組織（商店）から購入するのが一般的である．この前提として，販売する側を信頼してその食品を購入することになる．一次産業の食品（米，野菜，果実，鮮魚など）は，未加工な形態で販売される場合と，サラダ，挽肉，ジュースなど加工品になって販売される場合が主である．この他，飲料，嗜好品，調味料などは加工品がもっぱらである．加工品は，中身の種類，工程が複雑になればなるほど，原材料がわかりにくくなるため，品質保証が特に重要になる．近年，このような加工品を巡り，材料や産地の偽装問題，さらに賞味（消費）期限の改ざんなど食の安全と安心を脅かす諸問題がクローズアップされるようになった．

　このような状況において，加工品に限らず各生産工程で関係する企業は，個人業種から一部上場企業まで幅広く，安全・安心に対する取り組み方も多種多様である．クリーンルームに準じるような環境で，最新鋭の分析装置を使用して生産管理することは可能であるが，莫大なコストによって市販価格とかけ離れた食品になる可能性もある．このようなことから，会社の規模や市場規模など販売数（金額）と生産量などから，現実的な設備投資しかできないのが現状である．

　このような複雑な問題や背景はあるものの，これら食に関する安全と安心をキーワードに，加工工程を中心とした検査，検知に関するセンシング技術の現状と今後のあり方などを中心に調査検討を行った．

3.2 混入物に対するセンシング

　食品の加工工程において，最も重要な問題として食品への異物の混入がある[1]．この問題は，基本的な問題であるとともに解決しにくい課題でもある．こ

こでは，意図的，人為的な犯罪面の混入問題ではなく，自然由来や不可抗力による混入問題に限定する．

経路（由来）としては，下記の4経路が挙げられる．

(1) 原材料由来
(2) 架橋由来
(3) 作業者由来
(4) 設備由来

ここで，混入する異物の大きさや種類によっても問題は異なるものの，一般的には害虫（昆虫や幼虫，蠅，蚊，ゴキブリ，ネズミなど），毛髪（ヒト），プラスチックや金属片などの異物に対する対策を重点的に行っているのが現状である．問題となる異物が食品内に紛れ込んだ状態の場合，多くはかなり微小である可能性が高く，形態も多種多様であることから，このような状態を確実に検知できる万能型の測定器（分析器やセンサ）は存在しない．そのため，いかに異物を混入させないようにするか，についての対策を行う企業が多い．

初めに，害虫について現状の課題を検討した．工場の設置場所，季節などに関係して重点的に対策する害虫も異なるが，出入口，窓，換気扇などから工場内に入り込まないようにする工夫を行うことはいうまでもない．ただし，いくら工夫をしても，食品を生産する上で原材料や製品の搬入・搬出に伴ってわずかな隙間などから工場内に侵入してしまう状況の工場も多い．また，害虫を除去する方法として殺虫剤の使用が容易であるが，食品を取り扱っている関係から実際には極力使用しないようにしている．このようなことから，特に昆虫や蚊などは光学的（照明器具）な捕集や忌避対策を行っている例が多い．また，ネズミについては施設に入り込まないように忌避率の高い15〜25kHzの音で対策している例もある．

毛髪については，作業服（白衣，帽子，手袋など）の着用により衛生的な身なりを徹底するなど衛生管理対策の例が一般的である．加工工程内の攪拌機（図3.1）やライン工程機器・容器などからプラスチックや金属片が混入する確率が高いため，日頃から機器メンテナンスや洗浄を十分に行い，容器や装置内の状況を確認し，部品の脱落や欠けなどの目視を十分行うなどの対策例が多い．

このように，十分対策を行っても混入をゼロにすることは不可能であること

3.2 混入物に対するセンシング 41

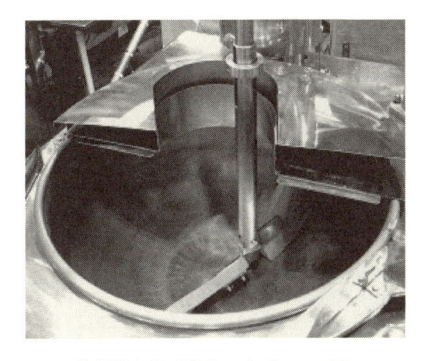

攪拌機内部（浅底タイプ）の一例　　　　　攪拌機内部（深底タイプ）の一例

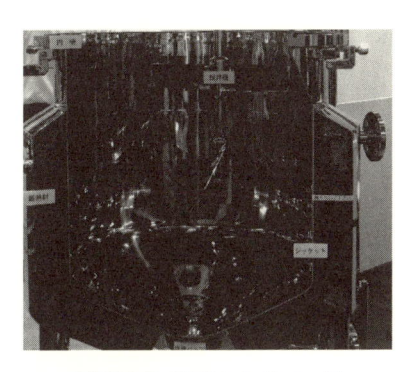

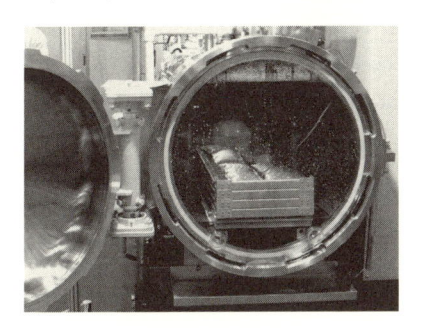

高温殺菌加熱槽の一例

図3.1 加工工程内で利用されている機器の一例

から，センシング技術を利用した検知が重要となる．

　害虫検知については，捕集目的で使用している照明器具に補修用の空間を設け，そこに侵入した害虫を光学的にカウントする光学センサ（受光器）によって検知する機器が多い．また，センサではないが図3.2に示すように，粘着剤を利用した捕虫器を害虫が侵入しそうな場所に設置し，一定期間経過後回収して目測などでカウントする手法も多く利用されている．現状では目測カウントが現実的な方法であるものの，画像認識センサや判断ソフトなどは安価で高い精度の製品も多いため，データの集約化や測定の半自動化についても容易に開発可能と考える．

　毛髪については，形，長さ，色など千差万別である．また，わずか1〜2本程度の毛髪でも惣菜内に混入している状況を消費者は見逃さないため，高い信

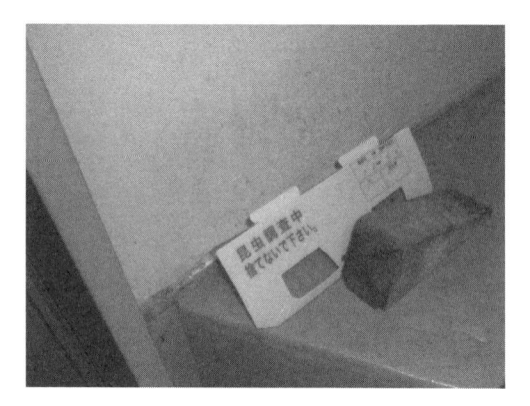

図3.2 粘着剤を利用した捕虫器の一例

頼性で検知・判断する必要がある．このように非常に厳しい状況での検知であることから困難な測定物の1つであるが，最近毛髪の光吸波長の依存性を利用し，特定の2波長で撮影した画像の差分情報を用いた「分光2波長差分方式」によって毛髪検出を行う計測方法が開発されている [2]．今後は，分析装置のような大型装置ではなく，Webカメラ程度の大きさで現状機器と同等程度に検出可能な安価なセンサの開発が切望されている．

　岩石，プラスチック，金属片などの異物については，かなり小さな破片でも咀嚼によって人が判別できることがある．また，誤飲した場合，消化管内のけがや最悪開腹手術が必要になる場合もある．少なくともこのような事態にならないように，問題となる破片を加工工程内で発見するような検査が必要である．ここで，現在おもに利用されている機器としては，X線を利用した異物検知装置や高周波磁場中における渦電流損検出原理を利用した金属異物検出装置などがある（図3.3）．いずれも分析装置に類するため，かなり小さな破片でも検知できる性能がある．ただし，プラスチックやその他の異物については，センサの検知原理から検出できない場合も多い．特に加工工程中の機器においてプラスチック（テフロン）などが多く利用されていることから，混入物の種類に限らず的確に検出可能な小型で安価な異物検知センサの要求は高い．

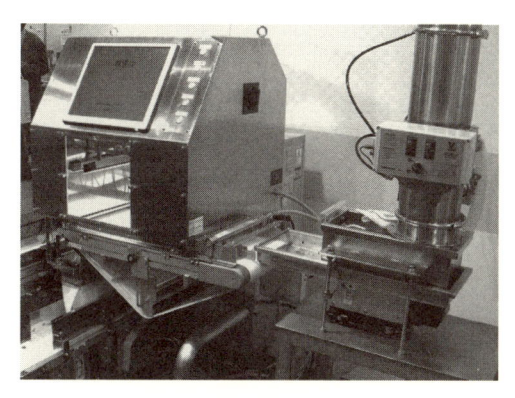

図 3.3　異物検知装置の一例

3.3　加工食品に関するセンサと分析機器

　食品に関しては，安全性が保障されれば十分という訳ではなく，同時に常に変わらない美味しい味が保障されなければ消費者の安心にはつながらない．すなわち加工食品においては，味につながる品質管理と製造工程管理が重要になる．一般製品の製造においては，原料の受入検査，工程内検査，出荷検査を経て安定した製品供給のための品質管理がなされているが，この節では主として加工食品の製造工程管理用センサと分析機器に焦点をあてて述べることにする．

　表3.1に加工食品の分類と，関連するセンサ・分析機器の一覧を示す．加工といっても，単に原料を粉砕するだけのものから発酵過程などのように精確な制御を必要とするものまで様々である．この表では，加工工程においてすでに使用されている，あるいは開発段階にあるセンサを，用途，測定対象，測定原理，性能の項目に分けて記した．以下に個別に説明する．

　(1) 麦類・(2) 粉類・(3) 澱粉の加工は主として粉砕工程であり，その工程で水分を加える場合もあるが，粉になった後は吸湿により変質が促進される．したがって安定した品質管理のために，粉体内の水分が主たるセンシングの対象となる．水分の公的な標準測定法は「乾燥減量法」であるが，赤外線加熱乾燥による質量変化計測に基づく水分計が市販されている．たとえば，㈱ケット科学研究所の赤外線水分計 FD-610 は，小型ながら 5〜70 g の試料中の水分を ±0.1％ の精度で測定できる．

表3.1 加工食品用センサ・分析機器の分類

	加工食品	用途	測定対象	測定原理など	性能など
1	麦類	品質管理用	水分	赤外線加熱乾燥減量法	精度 ± 0.1 %
2	粉類	品質管理用	水分	赤外線加熱乾燥減量法	精度 ± 0.1 %
3	澱粉	品質管理用	水分	赤外線加熱乾燥減量法	精度 ± 0.1 %
4	野菜加工品	品質管理用	異物	X線異物検出器	金属 $\phi 0.28 \times 2$ mm
				金属検出器	鉄 $\phi 0.5$ mm
5	果実加工品	品質管理用	糖分	屈折率	Brix 0.0〜93.0 % 精度 Brix ± 0.2 %
				近赤外分光分析法	0〜25 Brix 精度 ± 0.5 %
6	茶・コーヒー・ココア調製品	品質管理用	味	近赤外分光分析法	1350〜1800 nm 分解能 3.5 cm^{-1}
			香り	GC-MS	高性能
7	香辛料	品質管理用	水分	赤外線加熱乾燥減量法	精度 ± 0.1 %
8	麺・パン類	麺類製造工程管理	湿度	限界電流形ジルコニア式	濃度 0-100 vol% 精度 ± 1 % FS
		パン生地混合用	粘性	モーター消費電力法	
9	穀類加工品	品質管理用	水分	赤外線加熱乾燥減量法	精度 ± 0.1 %
10	菓子類	ビスケット製造工程用	焼き色	分光反射率測定	目視と 98.9%一致
11	豆類調製品	ナッツ製造工程用	カビ	近赤外透過スペクトル	要改良
12	砂糖類	品質管理用	水分	赤外線加熱乾燥減量法	精度 ± 0.1 %
13	その他農産加工品	ワイン評価用	ワイン成分	FT赤外分光法	熟練者の判断とほぼ一致
14	食肉製品	食肉熟成度管理用	キサンチン	酵素+酸素電極を用いたFIA	LCと良い相関
		肉類細菌用	大腸菌	遊離4-Methyl-Umbelliferoneの蛍光測定	大腸菌群検査と同等
15	酪農製品	牛乳・乳製品管理用	脂肪・タンパク質など	FT中間赤外分光法	
		乳酸発酵工程用	ヨーグルト成分	超音波位相速度法	乳酸・pHと良い相関
16	加工卵製品	マーガリン製造工程用	呈味物質	人工脂質膜電極法	人間同等に識別
17	その他畜産加工品	蜂蜜加工用	温度	一般温度センサ	
18	加工魚介類	加工工程用	水分	赤外線加熱乾燥減量法	精度 ± 0.1 %
		加工工程用	すり身内部温度	温度センサ	
		練り製品攪拌工程用	粘性	モーター消費電力法	
19	調味料・スープ	醤油発酵工程管理用	菌体	近赤外透過光量法	
		ブイヨン製造工程用	グルタミン酸	酵素-過酸化水素電極法	検出下限 $2\mu M$
20	食用油脂	油脂精製工程用	ヨウ素価	近赤外分光分析法	
21	調理食品	冷凍食品管理用	表面温度	放射温度計	−40.0〜250℃ 精度 ± 2 %
22	その他加工食品	衛生管理用	生菌	CFDA添加蛍光測定	10^2〜10^7 個/ml で良い相関
23	飲料など	ぶどう果汁劣化検出用	果汁成分	人工脂質膜電極法	官能評価と 0.91 の相関

(4) 野菜の加工は単なる切断・加熱過程であるから，それよりも原材料に混入した異物が主たるセンシングの対象となる．この目的に対しては，X線異物検出機が市販されている．たとえば，アンリツ産機システムのKD7305AWはϕ0.28×2 mmの微小な金属ワイヤを検出でき，石・ガラスなどの検出も可能である．技術の進歩に伴い，この装置もかなりコンパクトになってきたが，それでも食品搬送用のコンベアベルト上に設置する重量230 kgの検査装置であり，手軽なセンサとはいえない．

一方，野菜用の金属検出機も使用されている．これは金属による磁界の変化を1対のコイルの誘導電流変化として検出するものである．たとえば，システムスクエア製SDⅡ30は，ϕ0.5 mmの鉄を検出できるが，奥行き51 cm程度のやや大きな検査装置である．

(5) 果実加工品においては，果物・ジャム・蜂蜜などの糖度測定が必要である．JASにおいては，糖用屈折計で測定した糖度が基準となっているが，屈折率測定に基づく小型の糖度計も販売されている．アタゴ製ポケット糖度計PAL-Jは，55×31×109 mmのサイズながらBrix ±0.2 %の精度でBrix 0.0〜93.0 %の糖度を測定することができる．

原料の果実の糖度を，近赤外分光分析法により非破壊測定するものとしては，アステム製卓上糖度計ST77Aがある．幅30 cmの小型で，果実そのままの糖度を0〜25 Brixの範囲で±0.5 %の精度で計測できる．

(6) 茶・コーヒーなどについては，味とともに香りの測定が必要になる．近赤外分光による拡散反射スペクトル測定により，ココア粉末やコーヒー粉末の定性・定量を行うことができる．システムズエンジニアリングのポータブル近赤外分光光度計XL410は，MEMS技術を用いて光源とファブリペロー干渉計をワンチップに格納したもので，1350〜1800 nmの波長域を3.5 cm^{-1}の分解能で測定でき，178 mm×114 mm×56 mmと小型である．

コーヒー飲料の香気成分については，ヘッドスペースサンプラーで採取し，日本電子㈱製ガスクロマトグラフ質量分析計JMS-Q1050GCによる測定が可能である．これは検出装置として高感度の4重極質量分析計を用いており，高性能ではあるが高価である．

(7) 香辛料は，破砕・粉末化する加工のみであるが，殺虫・殺菌処理のため気流式蒸気殺菌を行うので，乾燥後の水分測定が必要になる．それには(1)で述べた赤外線水分計が利用できる．

(8) 麺・パンについては，麺類製造工程用の各種センサが開発されてきている[3]．その1つが，細断された麺の乾燥工程における雰囲気湿度測定のための，ジルコニア式湿度センサである．これは，湿度の増加に伴う酸素濃度の減少を利用して水蒸気濃度を求めるもので，固体電解質からなる限界電流型酸素センサ素子を用いる．0〜100 vol%の水蒸気濃度を，フルスケールの±1％の精度で測定できる．

パンの加工工程においては，まずパン生地のミキシングにおける物性測定が必要である．アトー製AF-1700ヴァーサ・ロガーは，ミキサーにかかる負荷変化を消費電力から測定して記録するものである．

次に，パンの発酵工程では，炭酸ガス発生量の計測が望まれる．これには，赤外線吸収式炭酸ガスセンサとして，SSC製SSA100がある．これは検出素子としてサーモパイルを用い，0〜20％の炭酸ガス濃度を±0.1％の精度で測定できる．センサーセルのサイズは$\phi21$ mm×32 mmと小型である．

(9) 穀類加工品についても，原材料の品質管理のため，(1)で述べた赤外線水分計などによる水分測定が必要である．

(10) 菓子類については，多種多様な加工工程があるが，一例としてビスケットを取り上げる．その焼き色の判定のために，視覚センサと画像処理システムを用いたものが開発されている[3]．可視全域にわたる光スペクトルの強度分布に基づいて算出した判別関数を用いるもので，その演算結果は作業員の目視によるものと比較して98.9％の良い一致を得ている．

(11) ナッツの製造工程においては，原材料の不良豆を検出するために，色彩選別機が用いられている[3]．680 nmと1460 nmのフィルタ透過光強度を光検出器で測定し，その比較値に基づいて選別するもので，77％の不良豆除去率を得ている．

また，700 nmと1100 nmの近赤外透過光強度に基づいて，正常な豆とカビの生えた豆の選別が試みられているが，良品の収率と不良品の判定率は背反し，適切な選別を達成するには改良を要する．

(12) 砂糖の製造工程は，切断・粉砕・沈殿・濃縮・真空乾燥からなり，最後に (1) と同様な水分計測による品質管理を行う．

(13) その他農産加工品については，一例としてワインを挙げる．ワインでは，最終製品の評価・鑑定に，近赤外分光法を用いる試みがなされている．ぶどう品種や地域の異なる赤・白各 3 種のワインについて，フーリエ変換赤外分光装置 Nicolet6700FT-IR を用いて 9843～5355 cm^{-1} のスペクトルを測定し，Distance Match によりクラス分けをした結果，実際のクラスとよく一致する結果を得ている．

(14) 食肉製品では，その加工工程における品質管理が最も重要である．肉の風味を増すための熟成に伴って肉の ATP が分解され，ヒポキサンチンとキサンチンが肉中に蓄積される．これを測定するため，各酸化酵素を固定化した膜電極を用いて，2 ラインのフローインジェクション法 (FIA) による測定が試みられている [3]．各々 10～100 ppm と 50～500 ppm の濃度範囲で直線性を示し，牛肉の熟成過程における生菌数測定や HPLC による測定結果と良い相関を示している．

また，肉類の細菌測定においては，蛍光測定による大腸菌群の検出が試みられている [3]．大腸菌のような乳糖分解微生物は β-D-Galactosidase を産出し，その反応によって蛍光物質 4-Methyl-Umbelliferone が遊離する．これに，365 nm の励起光を照射して 450 nm の蛍光強度を測定した結果は，従来のコロニーカウンターによる測定と同等の結果を示している．

(15) 酪農製品については，原料となる牛乳の成分管理や発酵工程管理，マーガリン製造工程用センサなどが用いられている．乳と乳製品を対象とする成分測定用として，FOSS 製 MilkoScanFT120 などがある．これは，乳中の脂肪・タンパク質・全固形・総酸・クエン酸・遊離脂肪酸・カゼインなどをフーリエ変換型中間赤外分光法で測定する分析装置である．

乳酸の発酵工程管理用としては，超音波の位相速度を計測する方法が提案されている [4]．1.56 MHz の超音波の位相速度は発酵中の滴定酸度（乳酸）や pH の変化に対応して変化し，乳酸の発酵段階を表す指標となり得る．

バターやマーガリンの製造においては，原料となる油脂の成分分析にキャピラリー GC が利用できる．これはトリグリセドを構成する脂肪酸の測定に有効

である．

(16) 加工卵製品の1つがマーガリンである．この味の管理には，insent の TS-5000Z などの味認識装置が用いられている．これは，苦味・酸味・旨味・塩味などの各呈味物質の化学反応・吸着反応により膜電位が変化する人工の脂質膜で構成され，人間と同様に味を認識できる．

(17) その他の畜産加工品としては，蜂蜜がある．蜂蜜の加工においては，糖類の添加や加熱による水分蒸発を行い，濃度を上げる．この工程管理には，通常の温度センサが利用できる．

(18) 加工魚介類としては魚肉の缶詰・練り製品がある．いずれも加工工程において水分・温度の計測を行うが，特に練り製品は撹拌工程における粘度変化の測定が必要である．通常，撹拌機のモータートルクの計測により，撹拌工程の制御を行う．

(19) 調味料・スープの類については，醤油の醸造工程に用いるセンサとして，菌体濃度計がある．これは発酵・貯蔵タンク内の菌体増殖度を連続測定するもので，たとえば，Wedgewood analytical の Model 612/BT65 は 950～1100 nm の近赤外線を測定対象に照射し，透過光量から粒子量に対応する電気信号を得る．

スープのブイヨン製造においては，味と香りの測定が必要である．特に，グルタミン酸，イノシン酸，乳酸などの成分測定に関しては，過酸化水素を測定できる白金イリジウム線電極を，ナフィオン・セルロースアセテート膜・グルタミン酸酸化酵素・アスコルビン酸酸化酵素の膜で修飾した微小電極センサが開発されている．応答速度は1秒と速く，検出下限は $2\,\mu M$ である [5]．

(20) 食用油脂は光・熱などの作用により空気中酸素と反応して酸化され，不快臭が生じて有害物質が生成される．このような油脂の変敗が進むと不飽和度が高くなり，ヨウ素価が低下するので，品質管理のためにその測定が必要になる．これには，近赤外分光分析法が有効であり，たとえば，クラボウのケミカライザー AceⅡ KP-20T-A が，食用油のヨウ素価測定用として製造されている．これは，回転式の干渉フィルタを用いることにより小型軽量とし，パソコンで簡単に操作できる．

(21) 調理食品としては，冷凍食品などがある．その表面温度測定には赤外線

放射温度計が用いられる．佐藤計量器製作所の食品用放射温度計 SK-8920 は，小型安価で −40.0〜250℃ の温度範囲を ±2％ の精度で簡便に測定できる．

(22) その他加工食品においては，衛生管理のための生菌計測が望まれる．このためには，蛍光染色による細菌数の迅速測定法が提案されている [6]．細菌に CFDA を添加すると細胞内に浸透し蛍光性の carboxyfluorescein に加水分解され生細胞内に蓄積される．これに青色励起光を照射して緑色蛍光を計測する．蛍光顕微鏡による計測結果は，通常のコロニーカウンターによる計測値と良く一致する．

(23) 果汁飲料などの加工においては，果汁の劣化が問題となる．そこで，味覚センサを用いた果汁の劣化評価がなされている [7]．(16) で述べた 4 種の脂質膜電極からなる味覚認識センサを用いて，種々の保存条件におけるブドウ果汁の各電極電位パターンを測定した結果は，官能評価と比較して 0.91 の良い相関を示している．

以上に，種々の加工食品について関連するセンサを挙げ，説明を加えた．食品の加工工程において測定すべき対象は多々あるが，その化学成分の多くが分析機器を用いて計測せざるを得ない状況にある．小型・簡便・安価なセンサが開発されれば，小規模の加工工場においても確実な品質管理がなされ，より安心できる加工食品が提供されるようになるであろう．今後に期待したい．

3.4　食品中の成分とそのセンシング

食材を切る・煮る・焼く・蒸すなどの伝統的な調理法に加え，現代の食卓には数多くの加工食品が並ぶようになってきた．加工食品には，穀物加工品，食肉加工品，水産加工品，乳製品，保存食などがある．これらは，様々な食材の購入と保存に要する時間が短縮できるとともに，調理の手間を省くことにより，調理時間が短縮できる．このように，大変便利なものである．

しかし，その便利さの反面，以下のように気を付けなければならない問題が多々ある．

(1) 加工食品には，様々な天然あるいは人工の食品添加物が用いられる．
(2) 栄養バランスの改善のため，不足しやすい各種のビタミン（ビタミン B_1,

C，D，E）や Ca，Fe などのミネラル，アミノ酸を添加する場合がある．

(3) 遺伝子組換え食品が原材料として用いられることがある．

(4) 生産工程における機器や容器，それらに塗布した油などからの溶解物や洗浄液の混入，包装容器からの溶解物の混入などもあり得る [8]．これらは，長年の研究開発の結果，改善されてきたが，特に，有機系の容器などからは環境ホルモンが溶出する可能性を否定できない．

(5) 悪意のある第三者による毒物の混入があり得る．

これらを検出するには，3.3 節に述べた各種の分析機器が用いられる．しかし，簡便に検出するセンサとして，現在，3.4.2 項に述べるように，様々なバイオセンサが開発され，実用化されつつある．以下に，食品に含まれる様々な物質とその問題点を述べた後，そのセンシングの現状についてまとめる．

3.4.1 食品に含まれる様々な物質とその問題点

A. 食品添加物

加工食品には，表 3.2 に示すように，保存料，防カビ剤，酸化防止剤，増粘安定剤，ゲル化剤，漂白剤，発色剤，着色料，調味料，甘味料，酸味料，塩味料，香料，pH 調整剤などの多種多様な添加物を使用することが多い [9, 10]．

たとえば，図 3.4 のように，食材の種類が少ない菓子パンなどの食品にも多くの食品添加物が用いられており，また，食材の種類が多い弁当では，10 種類を超える添加物が使用されている．

国内では，これらの添加物は，天然由来の既存添加物および人工的に合成される指定添加物として，それぞれ 400 種余りが登録され，使用量や目的などにおいて一定の制限のもとに，使用が認可されている [11]．使用量の制限は，1 日摂取許容量（ADI：Acceptable Daily Intake）に基づいている．これは，動物を用いて，急性毒性，慢性毒性，発がん性，催奇形性などのリスク評価がなされ，安全係数として 100 倍（量としては 1/100）を用いて，生涯にわたり毎日摂取し続けても影響が出ないと考えられる 1 日あたりの量を，体重 1kg あたりで示した値であり，単位は mg/kg/day である．しかし，人間に対して実証実験を行った値ではないため，そのリスクについては，必ずしも明確になっていない．また，安全とされている食品添加物でも，その組み合わせによって健

表3.2 主要な食品添加物一覧

分類	役割	例
保存料，防カビ剤	腐敗の防止，カビの繁殖の防止	安息香酸ナトリウム，ε-ポリリジン，しらこタンパク抽出物（プロタミン），ソルビン酸カリウム，ソルビン酸ナトリウム，デヒドロ酢酸ナトリウム，パラオキシ安息香酸のエステル各種，ツヤプリシン（ヒノキチオール）
酸化防止剤	酸化による味の変質を防止	亜硫酸塩，ビタミンC
増粘安定剤，ゲル化剤，糊料	食感やのど越しを良くするため	ペクチン，グアーガム，キサンタンガム，タマリンドガム，カラギーナン，プロピレングリコール，カルボキシメチルセルロース
漂白剤，発色剤，着色料	見た目の色合いを良くするため	亜塩素酸ナトリウム，亜硫酸ナトリウム，亜硝酸ナトリウム
調味料	味を良くするため	L-アスパラギン酸ナトリウム，L-イソロイシン，L-グルタミン酸
甘味料	甘味を増すため	砂糖，ブドウ糖，果糖，ステビア，アスパルテーム，アセスルファムカリウム，スクラロース，サッカリン，ズルチン，チクロ，ネオテーム
酸味料	酸味を増すため	クエン酸，レモン果汁，リンゴ果汁
塩味料	塩味を増すため	食塩，塩化カリウム
香料	香りを良くするため	エステル類，脂肪酸類，植物からの抽出物
pH調整剤	酸性・アルカリ性の調整のため	クエン酸，グルコン酸，炭酸カリウム
ビタミン	不足しがちな成分の補給	ビタミンB_1, C, D, E
ミネラル	不足しがちな成分の補給	Ca, Fe など
アミノ酸	不足しがちな成分の補給	グリシン，L-トリプトファン

康被害が生じる可能性も指摘されている[12].

多種多様な食品添加物のうちで，保存料については，細菌やカビの活動や増殖を妨げるいわば毒物であることが多いので，健康被害が特に懸念される．したがって，これらを忌避しようとする動きもあり，この一環として，保存料不使用を謳い文句にした食品も多く出回っている．しかし，これらは，保存温度

```
名　　称  菓子パン
原材料名  フラワーペースト、小麦粉、砂糖、卵、ショートニング、パン酵母、
          加工油脂、乳等を主要原料とする食品、食塩、甘味料（トレハロース）、
          加工デンプン、グリシン、保存料（ソルビン酸K）、香料、酸味料、乳化剤、
          着色料（カロチノイド、ビタミンB2）、増粘多糖類、イーストフード、
          ビタミンC、（原材料の一部に乳、卵、小麦、大豆を含む）
内 容 量  1個           消費期限  表面に記載
保存方法  直射日光、高温多湿をさけて保存してください。
製 造 者
```

```
名　　称  弁当
原材料名  白飯（国産）、金平、白身フライ、ポテトサラダ、
          野菜煮物（人参、ふき、椎茸、筍、がんも）、コロ
          ッケ、鮭塩焼き、さくら漬、レモン、調味料（アミ
          ノ酸等）保存料（ポリリジン、ソルビン酸）、メタ
          リン酸Na、着色料（青1、黄4）ミョウバン、増
          粘多糖類、酸素
          （原材料の一部に大豆、小麦、玉子、豚肉、鮭、鶏
          肉、牛肉、いか、りんご、そば、乳製品、海老、ゼ
          ラチンを含む）
消費期限  11.10.22 15:00
保存方法  20℃以下で保存して下さい。
製造者
```

図 3.4　食品添加物の表示例（上は菓子パン，下は販売用弁当）

や保存時間が不適切であると，たまたま混入したごくわずかな細菌やカビが増殖し，食中毒を起こす場合がある．これらの細菌は種類が多いが，特に有害なものとして，腸管出血性大腸菌 O157，ボツリヌス菌，サルモネラ菌，ブドウ球菌，カンピロバクター菌などがある．また，カビの多くもアフラトキシン，デオキシニバレノールなどの毒を含んでおり，有害である．

B.　ビタミン・ミネラル・微量元素の問題

　加工食品には，普段の食生活で不足しがちな各種のビタミン・ミネラルなどの添加量を増やしたものがある．また，健康食品として，これらのビタミン・ミネラルなどをおもな成分とする加工食品もある．また，ダイエット食品として，糖質や脂質の取りすぎによる肥満を防止するため，カロリーを低減した食品もある．また，サプリメントは食生活で不足しがちな各種ビタミンやミネラル，アミノ酸を強化した食品である．

　これらは，各ヒトの食生活において，不足している成分を含んでいる場合には，効果を発揮するが，もともと足りている場合には過剰摂取となって，逆に

健康被害を生じる可能性もある．また，栄養素のバランスを欠いて，却って健康を害する場合もあり得るし，ダイエット食品に頼りすぎて，必要な栄養成分を摂取できないことによる健康被害の可能性もある．

また，微量ではあるが，人体に必須とされる元素がいくつか知られている．代表的なものに，Fe, Zn, Cu, I, Co, Se, Mn, Mo, Cr がある [13, 14]．

これらは，不足しても過剰に摂取しても健康に害をもたらすことが知られている．しかし，食材にこれらの微量成分が表示されていることは少ないので，普段の食生活で不足しているか，過剰かはわからないことが多い．そのため，健康に問題がある場合，これらの過不足が原因となっていても，それに気付かない場合が多い．したがって，これらを消費者サイドで検出する方法・センサが必要である．

C. 食品アレルギーの問題

通常，安全と考えられている食材であっても，それを摂取することで，アレルギー症状を示すヒトがいる．場合によっては，アナフィラキシーショックを発生して命に関わることもありえる．その代表的な食材は，乳製品，卵，海老，蟹などの甲殻類，小麦，大豆，リンゴなどの果物，魚介類である [15]．これらは微量であっても，ヒトによりアレルギー症状を示す．そこで，日本では食品衛生法施行規則などにより，特定原材料などとして表示が義務付けあるいは推奨されている．

アレルギーには，摂取後すぐに症状が出る即時型アレルギーのほか，症状が出るまでに 10 日以上かかる遅延型アレルギーもある．遅延型アレルギーは気付きにくい点で問題である．

食品アレルギーの治療法は各所で研究され，いくつかの方法が用いられているが，現在のところこれらの食材を忌避することが最も手っ取り早く，確実な方法である．しかし，これらの食材が食品に適切に表示されていない場合や，誤って混入する場合などがある．そのために，これらの食材を検知するセンサの開発が必要である．

D. 遺伝子組換え食品

作物の生育を早くしたり，病害虫に強くしたり，また，栄養成分を改善する

目的で様々な遺伝子組換えが行われて，家畜の餌として広く用いられている他，加工食品の原材料として用いられたり，また食材として市販されている場合もある [16]．その安全性に関して，リスク評価された結果，国内では約130種が登録されている [17]．代表的なものとして，じゃがいも，大豆，甜菜，とうもろこし，菜種，綿，アルファルファなどがある．この他に，α-アミラーゼなどのように添加物として用いられるものもある．

これらの食品は，それぞれ，安全とされているが，長期間にわたり継続して摂取した場合や，それらを複合して摂取した場合などのリスクについては不明の点もある．

E． 残留農薬問題

現在，食糧を生産する過程で，殺菌剤，防カビ剤，殺虫剤，除草剤，殺鼠剤，植物成長調整剤などの農薬を，一定の制限のもとで使用するのが一般的である．しかし，これらが，作物に在留し，健康上の問題を生じる可能性がある [18]．残留農薬については，食品添加物と同様に，1日摂取許容量 (ADI：Acceptable Daily Intake) が定められている．しかし，食品の全数検査を行うことは困難であるので，基準を超える食品が流通する可能性もないとはいえない．そこで，消費者サイドで簡便に残留農薬を検出するセンサが必要となる．

F． 抗生物質の残留

家畜を病気の被害から守るため，飼料中に抗生物質を混合することが，一般的に行われている．その結果，これらが食肉中に残留する可能性がある．このような抗生物質は，長期間，継続的に摂取し続けると，何らかの健康被害が生じる可能性があるとともに，ヒトによってはアレルギー反応を引き起こすことがある．そこで，食肉中に残留する抗生物質を検出するセンサが必要となる．

G． 有害物質

フグ毒，毒を持つ貝，毒きのこ，カビ，メチル水銀，鉛，ヒ素，カドミウムなどは代表的な有害物質である．フグ毒や毒を持つ貝は調理の段階で，除去されるのが普通であるが，不適切な調理によって残留する場合がある．毒きのこやカビは誤って混入する場合が多いが，その存在を知りながら，意図的に流通・販売される可能性もある．また，メチル水銀，鉛，カドミウム，ヒ素などは作

物中に生育段階で土壌や水から取り込まれるか，加工の段階で，誤って食品中に混入されることがある．また，各種の毒物が，人為的に加えられる場合もある．そこで，これらの有害物質のセンサが必要とされている．

H. 水道水

水道水の殺菌のために塩素とその誘導体が用いられているが，これらは有害物質であるため，長期間にわたり，摂取し続けると何らかの健康被害が発生する恐れがある．そのため，最近では，消費者サイドでこれらを除去するための浄水器が用いられることが多い．しかし，浄水器では，一定期間ごとにカートリッジを交換することが推奨されているが，徹底しているとは言い難いのが現状である．また，不適切な使用により，カートリッジ内や出口付近に細菌が繁殖する場合がある．そのため，塩素，トリハロメタンなどの他に，細菌を検出するセンサが必要である．

3.4.2 食品に含まれる様々な物質のセンシング

食品中に含まれる様々な物質のセンシングに関しては，各種の分析機器の他に，最近では，バイオセンサが開発され，実用化されつつある [19]．バイオセンサとは，生体が持っている高度な検出・選択機能を利用し，様々な物質を高感度・選択的に検出するセンサであり，多種多様なものが開発されている．抗原，酵素，微生物などの生体物質をセンシングデバイス（受容器）として利用する方法が一般的であるが，生体を模倣した人工物を利用する方法，データの処理方法において生体を模擬する方法などもある．また，微細加工技術を利用して生化学的分析系を1チップ上に実現した微少総合化学分析システム（μTAS:micro total analysis systems）も開発されつつある．

バイオセンサの原理を図3.5に示す．様々な物質を特異的に検出する受容部，および，その化学的変化（イオン濃度など）あるいは物理的変化（発熱など）を電気的な出力に変換する変換部とから成る．

次に，食品中の様々な成分測定が可能な，バイオセンサを用いた製品を表3.3に示す．数多くの製品があるが，3.4.1項に述べたように，食品分野で検出が望まれる物質の種類の多さに比べて，測定できる物質は，現在のところ限ら

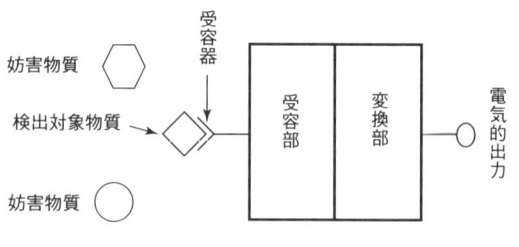

図3.5　バイオセンサの構成

れている.

　この他に，食中毒性細菌の検出法として，研究開発中のものの例に，PCR（polymerase chain reaction，ポリメラーゼ連鎖反応）法とラテラルフローDNAセンサを用いた方法，蛍光偏光法によるDNAハイブリダイゼーション測定を用いる方法，固定化ペプチド核酸の核酸ハイブリダイゼーションを用いる方法，水晶振動子バイオセンサを用いる方法などがある[19].

　このように，研究開発は各所で活発に行われているので，今後，より多くの製品が世の中に出てくることが期待される.

3.5　発酵食品とセンシング

3.5.1　発酵食品と微生物

　日本人の食生活で欠かせないものに，味噌，醤油，酢，酒などの発酵食品がある．醤油，味噌，酢，清酒，焼酎など和食特有の発酵食品をつくるには，表3.4に示すように単純または複数の微生物の働きを利用する．弧状列島日本の変化に富んだ地形と気候・風土が微生物の多様性と様々な活用法を生み出し，全国各地での伝統的食文化を築き上げてきたものと考えられる．

　近年，発酵食品は「健康食品」として強い関心と期待が寄せられている．味噌，醤油，酢などの伝統的な調味料から，清酒，ビール，ワイン，焼酎，ウィスキーなどのアルコール酒類，漬物，納豆，パン，チーズ，ヨーグルト，乳酸飲料など様々なものがあり，私たちの食卓をますます豊かにしてくれている．発酵食品製造で利用される微生物の特徴を表3.5にまとめた．多くの微生物が

表3.3 実用化された食品分析用バイオセンサ

メーカー/販売元	製品名	計測対象
(株)インテリジェントセンサーテクノロジー	味認識装置 TS-5000Z	苦味，甘味，旨味，塩味，酸味，渋味
王子計測機器(株)	多機能バイオセンサ BF-7	グルコース，スクロース，ラクトース，マルトース，マルトオリゴ糖，キシロース，ガラクトース，フラクトース，デンプン，アルコール（メタノール/エタノール），L-乳酸，D-乳酸，ピルビン酸，L-グルタミン酸，L-グルタミン，L-リジン，L-アルギニン，L-チロシン，L-フェニルアラニン，グルタチオン，チラミン，ヒスタミン，コリン，グリセロール，キサンチン，イノシン，L-アスコルビン酸，L-カルニチン，アンモニウムイオンなど
	オンラインバイオセンサ BF-510	グルコース，フラクトース，スクロース，ラクトース，マルトオリゴ糖，マルトース，アルコール，L-乳酸，D-乳酸，ピルビン酸，L-グルタミン酸，L-リジン，グルタミン，グリセロール，コリン，キサンチン，ヒポキサンチン，イノシン，イノシン酸，グルタチオン，酢酸，アンモニア，リン酸，過酸化水素，アスコルビン酸，デンプン，ソルビトール，尿素酸など
	BODsバイオセンサ BF-3000	BODs（生物化学的酸素要求量）
セントラル科学(株)	鮮度計 KV-202型	K値（魚肉・鶏肉・畜肉の鮮度）
	ヒスタミン計 HM-505型	ヒスタミン
	バイオセンサ式迅速BOD測定器 Quick BOD α1000型	BODs（生物化学的酸素要求量）
東科精機（株）	バイオフレッシュ NJZ2020	Ki値（魚肉・鶏肉鮮度），K値（貝類・甲殻類鮮度），イノシン酸，アルコール，グルコース，L-乳酸，ビタミンC
	バイオフレッシュ NJZ2010	アルコール，グルコース，L-乳酸，ビタミンC
YSI Inc./フェニックスサイエンス(株)	バイオケミストリーアナライザー 2700	グルコース，ラクテート，グルタミン，グルタミン酸，エタノール，メタノール，シュクロース，キシロース，ラクトース，コリン，ガラクトース，過酸化水素

表3.4 発酵食品と微生物

発酵食品	原料	微生物		
		カビ	酵母菌	細菌・その他
清酒	米	黄麹カビ	清酒酵母	乳酸菌
焼酎	イモ 麦	黒麹カビ，アワモリカビ	焼酎酵母	
酢	米，果実	黄麹カビ		酢酸菌
味噌	大豆，米，麦	黄麹カビ	醸造用酵母	乳酸菌
醤油	大豆，米，麦	醤油麹カビ	醤油酵母	乳酸菌
ワイン	葡萄など		ワイン酵母	
ビール	麦		ビール酵母	
パン	麦		パン酵母	
納豆	大豆			納豆菌
発酵漬物	野菜 魚介類		醸造用酵母 など	乳酸菌 酢酸菌
チーズ	乳	青カビ，白カビ，毛カビ		乳酸菌
ヨーグルト	乳			乳酸菌
乳酸飲料	乳			乳酸菌
キムチ				乳酸菌

表3.5 発酵食品と微生物の特徴

	酸素関与	はたらき	最適pH領域	最適温度
乳酸菌	条件的嫌気性	発酵	pH2.0～2.5	40～50℃
酵母菌	条件的嫌気性	発酵	pH4.0～4.5	27～30℃
カビ〈麹菌〉	好気性	分解・発酵	pH4.0～4.5	25～28℃
納豆菌	好気性	分解	アルカリ性	40～45℃

嫌気的呼吸であること，pH値は比較的強い酸性側で活発であることが注目される．

　この嫌気性は地球の原始状態からの生命誕生のDNAの歴史を色濃く体現していると考えられている[20]．原始地球では酸素欠乏状態，この環境で安定して生息できるのは嫌気的呼吸の微生物だけだった．地球の幾多の大イベント後の大気中の酸素の増加とともに生物も嫌気的呼吸から好気的呼吸へと進化を遂げていく．他方，微生物の方は原始地球での嫌気性DNAをそのまま受け継いできた．また，乳酸菌などの強酸性を好む微生物は腐敗菌の活動を抑え発酵微

生物を活発にする環境をつくってくれる．このような特徴を持つ微生物の力を活用して，人類は様々な発酵食品を生み出し，豊かな食文化を発展させてきたのである．

代表的な微生物による発酵過程は，化学式で表すと次のようになる．

① 酵母によるグルコースからエチルアルコール発酵

$$C_6H_{12}O_6 \rightarrow 2C_2H_5OH + 2CO_2 + 2ATP$$

（酵母の代謝）

② 酢酸菌によるエチルアルコールからの酢酸発酵

$$C_2H_5 \cdot OH + O_2 \rightarrow CH_3COOH + 2H_2O + 6ATP$$

（酢酸菌の代謝）

$$C_2H_5 \cdot OH \rightarrow CH_3 \cdot CHO \rightarrow CH_3 \cdot COOH - 2H（酸化）+ O$$

（酸化）

さらに，詳細は割愛するが，微生物の実際の分子レベルでの仕事は多段階的，連鎖的な経路で，個別の各ステップは単純な化学反応からなり，そこで分泌される酵素は補酵素を関与させることで連鎖的に化学反応を進め有機物を分解してエネルギーを蓄え，エタノール，乳酸，酪酸，酢酸，二酸化炭素などを産出する．見方を変えれば微生物の働きによって生まれた発酵食品は彼らの老廃物，排泄物なのだが，人間にとってはすばらしい自然の恵みなのである．

新種の酵母や細菌の採取・育種の研究は，発酵食品・醸造食品の品質向上を目的に活発に行われている．一時期，注目された突然変異・遺伝子工学などの技術を用いる発酵食品開発は，消費者の遺伝子組換え食品に対する安全性を危惧する世論が増し，従来の発育種の開発手法が見直されてきている．1997年に世界自然遺産白神山地で発見された野生酵母「白神こだま酵母」が注目されている．この酵母で作ったパンは独特の甘みと香りがあり大変な人気である．この例のように新種の野生酵母の発見と活用は日進月歩である．

またEM菌 (Effective Microorganisms) の有効利用も試みられ始めている．EM菌とは酵母菌や光合成菌，乳酸菌などの複数微生物の共生体を意味する．積極的に数種の微生物をブレンドすることで発酵過程の安定化と高効率化，そして新たな発酵産業の創生を目指している．このような手法は，日本の発酵技

術の伝統とも合致し日本独自の発酵工業の新たな発展が期待できる．

3.5.2 発酵管理

　発酵がうまく進むかどうかは，雑菌の混入を防ぎ発酵微生物の正常な働きをいかに引き出すかにかかっている．特に発酵の初期では精度の高い発酵管理が要求されるので，管理者にとって大変神経を使う仕事となる．頼りとなるのは五感と経験だが，センサによるモニターリングの併用が安定発酵には有効である．表3.6に発酵プロセスで使用されるおもなセンサと計測法をまとめた．

　以下にpHを中心に，ビール，ワイン，清酒醸造について紹介する．

(1) ビール醸造

　発芽大麦のアミラーゼで穀物を分解して糖を作り，麦芽を粉砕して湯と混ぜ合わせ，ドロドロにすりつぶし，苦味を付けるホップと酵母を加え発酵させ，生成されるアルコールと二酸化炭素を含んだ液体がビールとして飲まれる．

　麦芽の持つ酵素は多数存在する．これらの酵素はそれぞれに働きやすい最適なpH値と温度の領域が有りマッシュのpHをきちんと調整する必要がある．通常は表3.7のように5.2〜5.6に調整することで安定な発酵を進めることができる．

(2) ワイン醸造

　ワイン造りでは，pHを低く抑えた方が良質なワインができるといわれている．大体，pH3.0〜3.5の狭い範囲を適性pH値としている．表3.8のようにpH3.5を境に，その上下ではワインの品質に大きな差ができる．

　古くから行われてきた手法であるが，発酵の初期に微量の亜硫酸塩（二酸化硫黄）を添加してpHを3.0以下の酸性側にコントロールする．pH3.0〜3.4の領域においては多くの発酵酵母の活性度は上がり雑菌類の活性の方は抑制されるので，果汁の中で発酵酵母が優勢となりスムーズに発酵が開始する．初動でつまずかなければ，酵母自体が酸性環境を醸成していき，その後は順調に進んでいく．このように糖度，粘性，温度とともにpH値の計測と制御はワイン醸造のキーポイントである．

(3) 清酒醸造

　清酒醸造では日本独自の手法が伝統的に受け継がれている．複数の微生物を

表3.6 発酵に使用可能なセンサと計測法

センサ・計測器	方式	使用例
放射能センサ	シンチレーション式，Si，Ge半導体，ワイドギャップ半導体	核種同定，ベクレルメーター
比重計	比重浮ひょう式（ボーメ計式と日本酒度式）	アルコール濃度測定
粘度計	回転式，ガラス毛細管式	発酵工程管理用，麦汁粘度測定
温度センサ	サーミスタ，赤外線式	制御精度0.2℃以内
湿度・露点センサ	毛髪式湿度計，高分子抵抗式，高分子容量式，酸化アルミ容量式，露点計	HACCP管理用（空調，結露防止）
水分活性（Aw）計	露点計，電気抵抗式，赤外線吸収法，誘電率法，加熱乾燥式など	原料の水分管理，HACCP管理用
泡センサ	電気伝導度式	消泡制御
pH電極	ガラス電極式，ISFET方式	発酵工程管理，洗浄用
ORP電極	白金／Ag／AgCl電極	発酵工程管理用
溶存酸素（DO）電極	ガルバニ式，ポーラロ式	発酵用
マイクロ波による水分測定装置	マイクロ波の透過波の減衰量を測定	発酵液中の乳酸酸度の測定[21]
分光光度計	紫外可視光分光測定	色調，米麹中の酵素活性や麹菌の育成量，蛋白質の濃度測定，水質測定
糖度計	屈折率式，	糖度，発酵状態
塩分計	電導度式，Naイオン電極法	仕込み用，洗浄用
グルコースセンサー	バイオセンサ	グルコース定量
バイオセンサ	ガルバニ式，ポーラロ式，蛍光発光，水晶振動子，表面プラズモン共鳴など	基質・生成物計測
高速液体クロマトグラフィー		全発酵工程の分析
味覚センサ	センサ資質膜による隔膜電極法	官能試験

ブレンドした「並列複発酵」と呼ばれている手法である．蒸した米にカビと酵母とを組み込んだ麹をつくり，適当な水分と温度管理の下で澱粉を糖分に変え

表3.7 ビール醸造での各工程の pH 値

工程	pH 値
糖化液〈マッシュ液〉	5.2～5.6
煮沸中の麦汁	5.8→5.3
発酵中の貯蔵タンクビール	5.3→4.3（発酵の進行でpH低下する）

表3.8 発酵時のワインの品質と pH 値

ワインの品質項目	pH3.0～3.4	pH3.6～4.0
酸化	少ない	酸化が進む
色の濃淡	より濃くなる	退色が発生
色調	ルビー色	茶褐色化する
イースト菌の発酵	影響なし	影響なし
プロテイン安定性	安定化	不安定
バクテリア増加	減少化	増加
バクテリア発酵	抑制	増進

る（糖化）．さらに水を加えて仕込むと酵母が糖分をアルコールと炭酸ガスに変えると嫌気状態になる．この環境によってpH値は酸性側に傾く．次第にカビよりも酵母が優勢になりアルコール発酵が増進する．清酒でもワイン醸造のように乳酸を所定量含有させたり，微量の硝酸塩を加えて雑菌を抑えることも可能だが，「火入れ」という低温熱殺菌処理が主流である．清酒の香りや風味を生かす点で，伝統は勝っているということだろう．

3.5.3 発酵食品加工の安全・衛生対策

A. 発酵食品とバイオクリーンルームのモジュール化

発酵微生物の働きに頼る発酵食品加工では，当然のことだが雑菌によるコンタミネーションの危険性が極めて高い．腐敗菌が入れば食品は腐敗する．そのために発酵食品業界においては，HACCP手法の導入以前から様々な対策と関連法規を決め，厳重な品質・衛生管理の下で雑菌対策を徹底して安定な製造を行っている．しかし日本の発酵食文化は，微生物との共存を目指すものでHACCPの「完全無菌化」とは若干違和感があるのは否定できない．「毒をもって毒を制する」の例え，菌の撲滅が最終目標ではなく「善玉菌による悪玉

表3.9　発酵工場の推奨JIS清浄度クラス

発酵分野	発酵食品	JIS清浄度	クラス
発酵, 醸造	醤油, 味噌, 清酒, ビール	7〜8	10,000〜100,000
乳製品	牛乳, ヨーグルト	6〜8	1,000〜10,000

菌の抑制」が日本の発酵文化と伝統技術と考えられる．日本のように高温・高湿度の環境では，日本的発酵文化とHACCP精神とを組み合わせることで，新たな衛生管理手法を見出すことは重要である．

近年，安全衛生管理と生産性向上のために発酵業界でもバイオクリーンルームの導入が進められ，表3.9のようにクラス1万前後のクリーン度が推奨されている．

クリーンルームの設計と運用では，モジュール化設計思想[22], [23]で進めることが汚染エリアと清潔エリア間の相互作用＝クロス・コンタミネーションを排除するために有効である．工場内をゾーン分割しモジュール化を行うことで，コンタミネーションの発生を限定的に封じ込めることが可能となり，被害を最小限度に止めることができる．モジュール化の概要は次のようになる．

- 第一に，共通の「オープンルール」として(1)菌を持ち込まない，(2)菌を溜めない，(3)菌を発生させない，(4)菌を速やかに排除するの「4項目」を守ることを宣言する．各工程（工場）は，役割と清浄度を定義し「ゾーン」に分割される．さらに分割された各「ゾーン」間を繋ぐ「インターフェース」（ヒトとモノと情報の入出仕様）を決める．

- 第二に，「個別ゾーンのルール設計」を行う．個別ゾーン内の悪玉菌の無害化を目指し，①洗浄をこまめに行う，②細菌が発生しやすい場所を作らない，③湿度を下げて結露を防ぐ，④低温または冷凍保存するなどの重点項目を各ゾーンに詳細に展開する．こうしたモジュール化の活動によってゾーン間のクロストークを低減することで，各ゾーンが独立して安全衛生と安定生産が追求可能となる．

表3.10 発酵工場における無菌化処理

処理項目	装置と薬剤	無菌処理方法と無菌化技術
加熱・非加熱処理	超高温短時間殺菌装置 紫外線殺菌装置	直接加熱と間接加熱方式があり，インジェクション方式では，食品に135〜150℃の蒸気を吹き込み殺菌
膜処理	高性能エア・フィルター	バイオクリーンルームで空調と無菌化
	精密ろ過膜	プレフィルターとメンブレンフィルターで製品の無菌化
化学薬剤処理	工場・環境殺菌剤，装置・器具の除菌，中和剤	次亜塩素酸ナトリウムや消毒用アルコールは有効
	食品保存料	安息香酸，ソルビン酸などで腐敗菌の発育阻止
	ガス系殺菌剤	オゾン，メチルブロマイド，エチレンオキシドなど，環境の無菌化に使用

B. バイオクリーンルームの除菌・洗浄とpHセンサ

バイオクリーンルームを維持するための除菌装置と無菌化技術が提供されている（表3.10）．

表中の化学薬剤処理における水の使用量は膨大なもので，原料としてはもとより発酵工程の全般，さらに頻繁に行われる装置，治具の除菌洗浄，薬液の中和などで大量の水が使用されるので，温度計とともにpH計は必須のモニタリング機器である．クリーンルーム内の清掃，装置・器具などのアルカリ洗浄，中和，洗浄終了の工程の各ポイントでの見極めをpH値で管理することができる．しかし，従来のガラス電極は破損しやすいので作業現場での使用は敬遠されていた．しかし最近，非ガラスのpH計が，半導体素子であるISFETを用いて実用化されている（図3.6）[24]．ISFET-pH計は，下記のように従来のガラス電極pH計にはない特徴を有している．

- ISFETセンサチップは堅牢でガラス電極のようには簡単に破損しない．家庭用中性洗剤でブラッシングして汚れを落とすことができるのはHACCPのモニタリング機器に適しているといえる．
- ISFET-pHセンサは，良く考慮されたプロセスによってpH感度がほとんど変わらないように製作できる．ISFET-pHセンサの動作原理を図3.7に

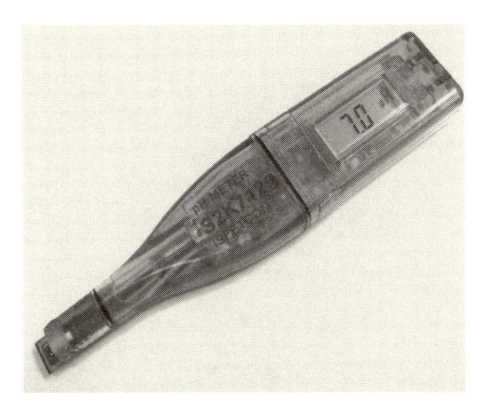

図 3.6 市販の ISFET-pH 計

示す．pH 感応膜は溶液と接する絶縁物である．絶縁膜の表面と溶液との境界で生じるキャパシティブな分極電位が水素イオン濃度により変化するので pH センサとして利用できる．導電性ガラス膜であるガラス電極と原理的にまったく異なり，絶縁膜である ISFET においては pH 感度が変化しないように製作可能である．pH 感度不変のセンサによって面倒な多点校正が不要となり pH 計の取り扱いが簡単になり JIS 規格による校正作業によって生じる「ヒューマンエラー」を避けることができる．ISFET センサの pH 感度が変わる場合は，ゲート感応膜が破壊しているか汚れが付着している場合で，簡単なクリーニングで復帰できる．

- 上記の他に ISFET–pH 計は，小型化，ノイズに強い，高速応答，微量サンプル計測などマイクロセンサとしての多くの特徴を持っている．
- 最近では図3.8のように，比較電極の液絡部の改良で低伝導率の雨水の pH 測定も再現性良く可能となっている [24]．食品・発酵工業での洗浄水，河川や井戸水などの環境水，さらにボイラの冷却水など従来 pH 測定が困難な分野での pH 計測用途に期待が広げている．

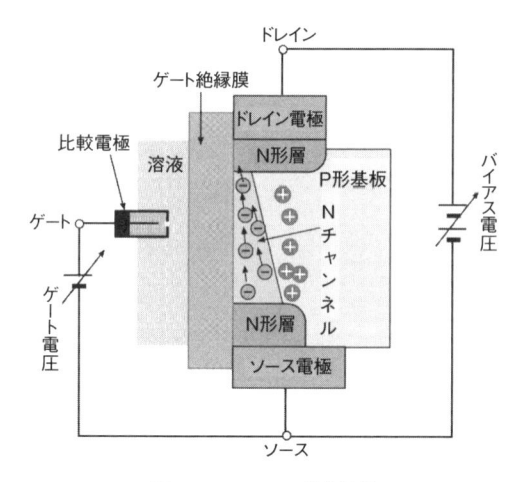

図3.7 ISFET の動作原理

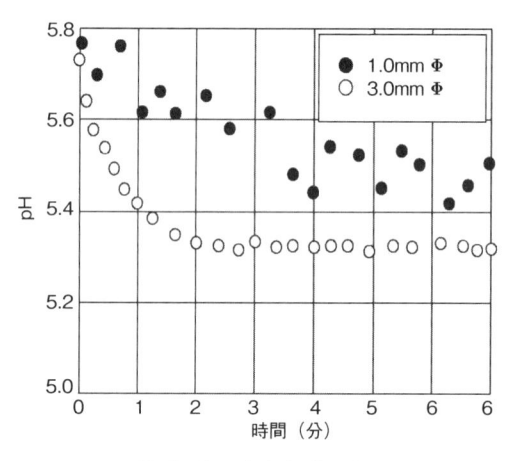

図3.8 セラミックス型比較電極の液絡断面積の違いによる応答速度の差異
（セラミック栓の直径：● 1.0mmΦ／○ 3.0mmΦ）

C. 福島第一原子力発電所（以下フクイチ）メルトダウン事故後の放射能汚染

　フクイチ原発事故では，食品・発酵加工工場の品質管理体制は崩れた．明治ステップの一部の製品から放射性セシウムが22〜31Bq/kg検出との報道があった．原因は放射能粒子を含む外気を大量に使用したためとしているが，当時の水の可能性も否定できない．「持ち込まない」というクリーンルーム原則

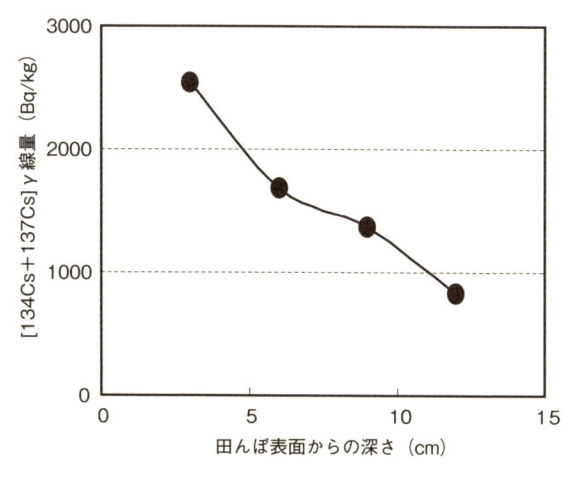

図3.9 土壌中の Cs の挙動

から逸脱したミスといえる．事故発生の直後に，工場操業停止，放射能測定，そして除染を徹底すべきだったというのがこの事件の教訓である．

図3.9は，2011年12月上旬，福島県郡山市郊外の収穫後の田んぼの土壌の放射能測定結果である．放射性セシウムはほとんど土壌表面から15cmの層に指数関数的に分布し，20cmくらいで汚染レベルはゼロ付近になる．したがって，①放射性セシウムは火山性粘土質の粒子に化学吸着し動かない，②田植えの時期が4月中旬だから，放射性セシウムは田植え以降に移動した，③汚染ルートは，フクイチ原子炉からの飛散より豪雨などによって運ばれてきた可能性が高いものと推定できる．この田んぼ付近での放射性セシウムの測定結果を表3.11にまとめた．地下水以外は検出限界以下である．阿武隈川周辺に降り積もった「死の灰」は，地表表面と針葉樹の針葉にしっかりと吸着し普段は移動しないが，豪雨と強風で下流と風下に移動するが，風雨が止めば放射能ゼロの元の川になる．地下水の放射能汚染については経過を見なければならない．2011年10月から2012年6月までの測定で，地下水への汚染は予想に反し無視できる程である．阿武隈川上流では，汚染レベルと火山性粘土土質により，土表面吸着が支配的であると考えられる．さらに，イオン交換樹脂によって放射性セシウムを捕獲できるという結果であった．

表3.11 阿武隈川上流域での放射性セシウム測定結果

品名	測定値 (Bq/kg) 2011年10月	測定値 (Bq/kg) 2012年6月
河川水	ND	ND
用水路の水	ND	ND
地下水	3	ND
地下水の脱イオン水	ND	ND
新米（玄米）	35	

D. ワイドギャップ半導体γ線センサ

フクイチ事故の実態が明らかになるにしたがって，半減期が30年の放射性セシウム137の迅速な検知は今後ますます必須のものとなっている．しかし現行の放射能測定機器では，対応しきれないという問題が浮かび上がってきている．・NaI, CsIシンチレータはエネルギー分解能が悪く核種の特定が困難である．・Si, Ge半導体検出器は大掛かりな冷却設備が必要で専門性が高く，高価であり，広く普及するのは無理がある．そこで食品と発酵管理のための放射能検査を迅速に行うためにワイドギャップ半導体センサが注目される．その特徴は，①常温で操作可能である．②エネルギー分解能が優れているので，常温動作のγ線核種を同定できる図3.10「γ線スペクトロメトリー」の有力候補である．図3.10はCdTe半導体検出器による5mm厚さの鉛遮蔽箱内のバックグラウンドのスペクトルである．放射性セシウム137の検知窓への干渉はゼロであり，高い分解能を有していることがわかる．現行のCdCdTe半導体はサイズが小さいので分解能は優れているが感度が低いという欠点があったが，デバイスを積層することで，662KeVでのエネルギー分解能1.5%を得たという結果も報告されている[25]．近い将来，ワイドギャップ半導体センサを用いた，より簡便で迅速な測定ができる線量率計やγ線スペクトロメータが開発されることが期待される．

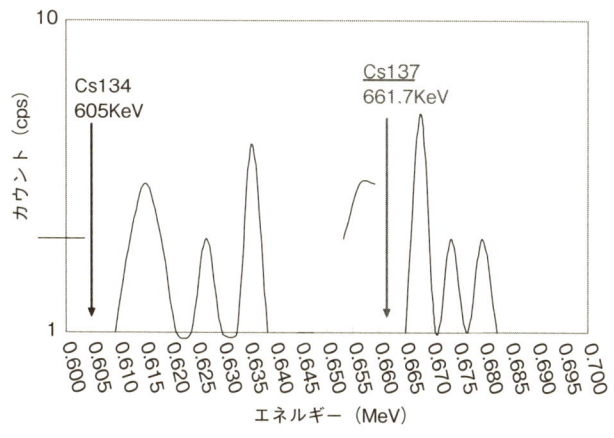

図3.10　CdTe検出器の鉛遮蔽箱中でのスペクトル

3.6　新しい技術を用いたセンシングの現状

　食品分野にとどまらず幅広く利用されている高感度高精度な測定技術として，ガスクロマトグラフィー，質量分析計，X線，赤外・紫外吸光光度計に代表される各種分析機器がある[1]．このような既存の装置や検知センサ以外で，現在研究が進められている測定手法として，「テラヘルツ」[26]を利用した分析機器が注目されている．

　テラヘルツとは，電磁波の一分類で概ね100GHz～10THzの周波数を指すことが多い．電磁波であるテラヘルツ波を利用することによって，非破壊検査が可能であり，特に様々な物質も透過する特性であることからその有効性が高いと考えられている．また，人体に対しても安全とされていることから，利用範囲も広く，テラヘルツを利用した分析の中で，試薬類の指紋スペクトル，DNAの一本鎖と二本鎖の識別，水と氷の吸収差，半導体不純物への感度など，他の電磁周波数帯にないユニークな特徴を有している．このようなユニークな特長を活かし，テラヘルツ技術は新しいセンシング機能を提供し，工業・医療・バイオ・農業・セキュリティなど様々な分野への応用が期待されている．特に，最近の実用化への検討の中で，LSIチップの断線検査や故障診断，郵便物や小包中の禁止薬物・爆発物・生物剤などの検査，セラミックスやプラスチック製

品の内部欠陥検査，遮蔽空間内の高感度有毒ガス検知，壁内の腐食や亀裂などの診断で有効な利用が考えられている．

食品検査関係では，青果物の選果時の内部品質評価，粉ミルクなどの粉体物の異物検査，卵の鮮度検査，胡麻やタバコなどの水分含有量検査で評価が始まっている．しかし，従来の分析装置以上に高額な場合が多く，今後の普及に関してはコストの面で課題が多い．

このように現在実用化されているもの，また現段階では研究開発中の測定方法やセンサをみてみると，多くが温度や圧力センサなどに代表される物理センサである．それと比較して，化学・バイオセンサの利用は少なく，利用されている分野もpHなど化学物質や細菌計測用などが主になっている．今後は，これらの測定に加え，重要性が高くなっている，人間の感性の中でも特に味覚や嗅覚を利用した測定の研究が盛んに行われていくだろう．この中で，電気化学式の味覚センサは実用化が進んでおり，食品関係の公設試験研究機関や飲料などのメーカーで利用されている[27]（図3.11）．嗅覚，つまり匂いセンサも酸化物半導体式ガスセンサを利用した機器が市販されている[28]．しかしながら，選択性に関しては人間の嗅覚のような能力を持っていないため，この分野の研究は引き続き盛んに行われている．匂いセンサとしては，酸化物半導体式ガスセンサのほか，水晶振動子を利用した検知システム(QCM: Quartz Crystal microbalance)についての提案も数多く行われている[29]．二分子膜や重合膜，自己組織化単分子膜(SAM: Self-Assembled Monolayer)を利用したもののほか，匂いセンサではないものの，食中毒やアレルギー物質などを検知目的とした免疫抗体反応を利用したシステムの提案も行われており，気相，液相両面での計測も可能となっている[28]（図3.12）．また，このQCMを使用したシステムの応用例として，匂い（ガス），温度，湿度，気圧などの環境測定データを同時に記録可能な小型QCMロガーも開発されている[30]（図3.13）．食品輸送中の状態や倉庫内保管状況，密閉容器内の内部状況の記録など，食品加工・輸送工程の管理測定装置としての利用が検討されている．

この他に，化学物質の種類や濃度に関する情報を検知する手法として，プリズムを通して金属薄膜上のガス感応性誘電体膜への極微量な物質吸着を高感度に測定する表面プラズモン共鳴(SPR : Surface Plasumon Resonance)も研究

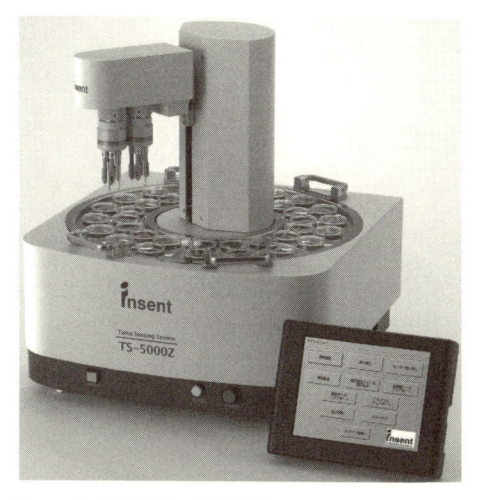

図3.11　味覚センサの一例（資料提供：株式会社　インテリジェントセンサーテクノロジー）

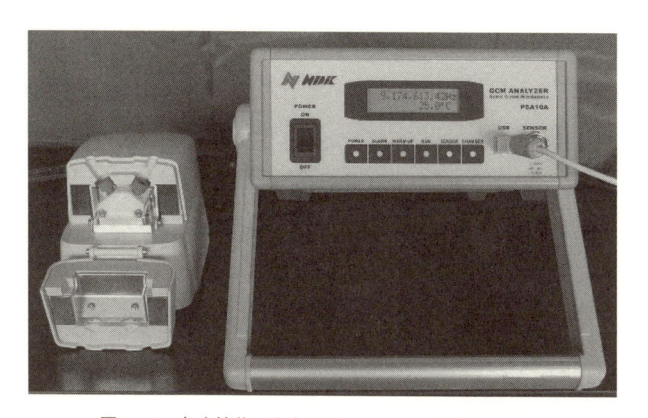

図3.12　免疫抗体反応を利用したQCM計測システム

が進められている[28]（図3.14）．SPRは，プリズム表面の金属薄膜に対して全反射角以上のある角度で入射した光が，全反射によって発生して金属薄膜表面への滲み出すエバネッセント波の波数と金属表面のプラズマ波の波数が一致したとき発生する．この場合，誘電体膜に物質が吸着することによって屈折率（誘電率）が変化するとSPR角も変化する．このSPR角の変化量から，測定対象物質としてのガス分子の吸着量を高感度に測定することが可能となる[31]．

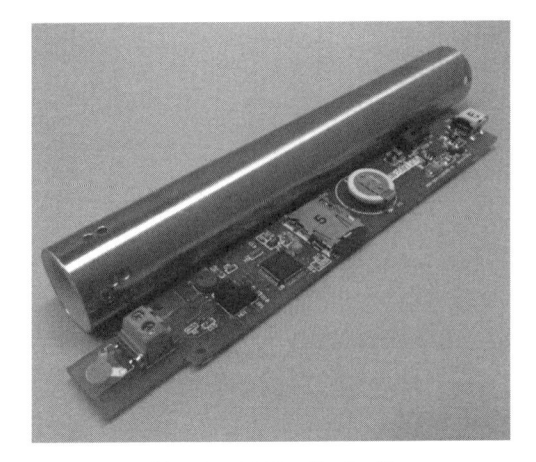

図 3.13 QCM ロガーの一例

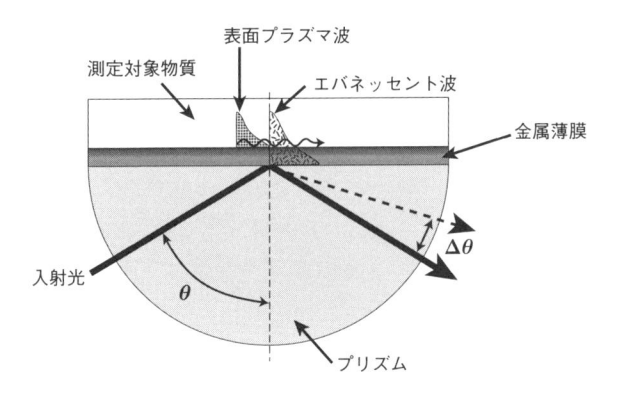

図 3.14 プラズモン共鳴 (SPR: Surface Plasumon Resonance) の原理

3.7 まとめ

　食の安全・安心に関わるセンシング動向として，加工工程内における諸問題と課題を調査し，現状と今後必要性が増すと考えられるセンシングについて検討を行った．

　現状では，プロセス制御用のセンサが多く利用されており，その中でも多くが物理センサとなっている．今後は，安全な食品を評価する意味でも人間の感性と同様のセンシングが可能なセンサの重要性が増しており，特に味・匂いセ

3.7 まとめ

ンシング技術の今後の展開が期待されている．

食品加工全般において，安全性の向上や製品の安定化のために温度，圧力，ガス，湿度，水分，質量などの計測と最適制御が必要であり，様々なセンサが利用され，さらなる開発も行われている．特に，細菌を迅速に検出する簡便な方法がないため，センサ開発の必要性が高い．完成した食品に含まれる食品添加物などの成分を迅速に検出するセンサの開発は遅れているため，早期の開発が望まれている．

実用化されている各種検知センサは多いが，これらのセンサを有効に活用しているのは，限られた分野の限られた規模の企業が多く，多くの中小企業では一部の工程管理で利用されている程度か，ほとんど利用されていない状況である．職人の勘と経験に頼る生産管理で問題なく加工できているとしても，条件が想定の範囲を超えると問題が発生する確率が高くなり，ひとたび問題が発生すると企業の存続が危ぶまれる例も昨今では多い．これから，さらなる小型・安価なセンサ開発と活用が切望されている．

コラム3：疑心暗鬼とアレルギー

「本製品の製造工程では，卵・落花生を含む製品を生産しています」．菓子などの袋にこのよぅな表示を目にすることが多くなった昨今，アレルギー体質の人に対する注意書きが，なぜ必要になってきたのか．

爬虫類のような固い皮膚のない哺乳類は，ダニや微生物との戦いの結果，何億年も昔から強固な免疫システムを体内に築いてきた．しかし，極めて衛生的な環境となった今日では，その免疫システムのバランスが崩れてきているようだ．たとえば，吸血ダニと類似した成分を持つ花粉が体内に入ると，免疫システムはこれを有害と誤認して，これと特異的に反応する免疫グロブリン E (IgE) を大量に作り出し，それがマスト細胞と結合する．その後，再度花粉が体内に侵入すると，マスト細胞表面の IgE がそれを検知して，本来は外敵を攻撃するための炎症物質などが，マスト細胞から血液中に急激に放出される．その結果，湿疹や喘息などの症状を生じ，重篤な場合には死に至ることもある．

皮肉にも，外敵のいない衛生的な環境が実現した結果，誤認によるアレルギー反応が重大な問題となってきた．たとえば日本におけるダニやスギ花粉アレルギー体質の人の割合は，1970 年の 10％から最近では約 80％に増加している．また，落花生などによる食物アレルギーも同様な原因で起こり，カナダでピーナッツアレルギーの少女が，ピーナッツバターを食べた彼氏とキスをした後に死亡した，との報道もあった．それ故，食品の製造工程においても極微量のアレルギー物質のセンシングが望まれる．

2003 年，強固な防衛システムを持つ大国が，大量破壊兵器を有する敵と誤認した相手に攻撃を加え，一般国民にまで多大な損害を与え，その国内の戦闘の継続・治安の悪化をもたらした経緯は，アレルギー反応と類似している．疑心暗鬼とならないための精確なセンシングシステムは，食品以外の分野にも望まれる．

(中川益生)

コラム4：縄文式原子炉

　何度も目にしている．『汚染水 長期化見据えた対応も』，『配管汚染水漏れ』の新聞の見出し，福島第一原子力発電所（フクイチ）の原発事故関連記事．報道する大手マスコミ各社も隠蔽と後出しを繰り返すお粗末さ．東電と政府は事故後もトラブルの連続でお手上げ，無責任で思考停止状態，こうも救いがたい重症の加害者たちを目の当たりにして，結局，火の粉は全国民に降り掛かるわけで，バッサリと切り捨てることもできかねるし，とても歯がゆい思いで一杯になる．

　現在の原発は未成熟技術，欠陥商品であると多くの専門家が指摘している．インダストリーの立場からは，原発事業とは開発段階の問題品を売っているようなビジネスで，当然PL法上のリコール対象の代物だった．フクイチ原発事故でわかったことは，「原子力発電」というものがハイテクとはほど遠いところに位置していたことだった．コンクリートの凹みの上に鎮座する原子炉格納容器のイラストは，なぜか「縄文式土器」を連想させる．縄文人は火を畏敬していたが，扱いは未熟で調理器具の使用までは進化できなかった．食材が炉辺の火で燃え尽きるのを防ぐために，隔壁として縄文土器を造ったものと考えられる．器の外側の中ほどに残る黒い変色は，凹状の丸い窪みに差し込んで地面に出た土器の周りを加熱してできたものと考えられている．現代人が手にする調理器具とは形も使用法も似て非なるものだ．そうして見ると，今日の原子炉格納容器がなにげに縄文式土器に重なって見えてくるから不思議である．原発は，「止める」，「冷やす」，「閉じ込める」ができないと暴走するとして，事故発生でも「閉じ込める」ことを最重点目標として設計されていると専門家はいう．このお題目はまるで縄文人の呪文と同じ響きがある．後世の考古学者はフクイチ遺跡を発掘しどのように解釈するか？ 聖なる火を「隔壁で隔てよ！」と平成縄文人の不気味なしわがれた低い声が聞けるだろう．結局，「フクイチの縄文式原子炉は砕け大惨事をもたらすことになった」との解説も「想定内」だろう．

　原発が二酸化炭素削減の切り札として，「クリーンエネルギー」，「未来エネルギー」の主役にまで持ち上げられたのは最近のこと．遅れた日本の原子力技術を継ぎ接ぎの振袖を着せて最先端ビジネスと自称しても，原

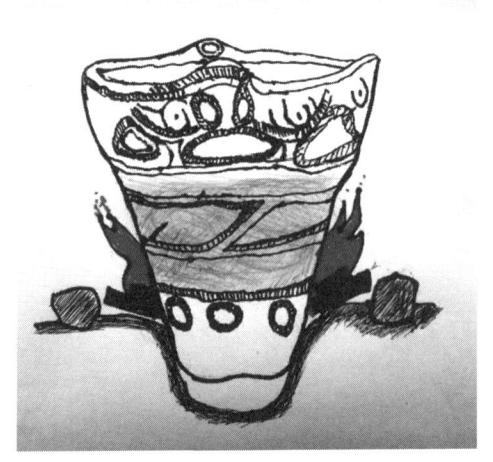

子炉の基本設計上の欠陥を覆い隠すには無理がある．原子炉の決定的な欠陥は，冷却システム，燃料タンク，バックアップ電源などなど，トラブルヶ所を分割，分離，移動できない「一体型・複雑系」の「統合形設計思想」に起因している．急場しのぎの時間稼ぎと決別し，縄文式原子炉の根幹を換骨奪胎するのは無理でも，「換骨」レベルの対策に一縷の望みを託す．①統合型設計思想からモジュール化設計思想に改めること，②4基の原子炉を別々に切り離して各炉単位で独立して作業ができるよう改変する．そうした後，簡単にできそうな「換骨」作業から進めていくことだろう．要点は，

- 小規模で単純なシステムに改修する
- 地下水への汚染対策は炉ごとに切り離して独立工法で行う
- 冷却システムは炉ごとに独立した施設を設置する
- すべてのユニットに互換性を持たせる

などである．

　モジュール化への改修工事は，基本的な安全対策として日本全土の原発へ適用すべきものである．もし統合型設計思想のままの原子炉であり続けようとするなら，弥生人としては，縄文人が作った時代遅れの「土器」を跡形もなく壊し尽すしかあるまい．

(伊藤善孝)

コラム5：口蹄疫と家畜感染症

　口蹄疫は，ピコルナウイルス (Picornaviridae) 科のアフトウイルス (*Aphthovirus*) 属の口蹄疫ウイルス (FMDV) が病原体．ピコは最小，ルナはRNAを意味する．アフタは口腔内炎を意味し，感染したウシやブタは，口，蹄，舌，乳頭などに水疱ができ，発熱，口内炎と鼻炎で多量のよだれが出る．人に感染することがあっても，きわめて稀であるとされている．感染した牛肉や牛乳を摂取しても問題ない．進化の系統が異なり，動物や家畜の中でも偶蹄類のウシ，ブタ，ヒツジ，ヤギ，シカなどには感染し，奇蹄類の鳥やウマやイヌやネコには感染しない．しかし，クロスコンタミによって未感染のウシ，ブタ，ヒツジ，ヤギ，シカへ口蹄疫ウイルスが運ばれることを阻止するため，人，モノ，生き物の移動を厳しく制限することになる．

　英国での口蹄疫発症の対処法は，①24時間以内：発生した農場で感染する恐れがある動物をすべて処分する．②48時間以内：隣接する農場でも感染する恐れがある動物をすべて処分する．③動物の死骸については，決められた方法で焼却・埋めるなどが義務付けられている．

　2010年4月20日，宮崎県で口蹄疫が発生した．しかし，移動制限と48時間以内の殺処分・埋却を逡巡し，終息宣言まで発生確認から4ヶ月余りという長期間に及んだ．犠牲になった家畜は28万8643頭，そして宮崎県の畜産業は深刻なダメージを受けた．大規模農場と畜舎の密集などが被害拡大の要因とする諸説があるが，もともと宮崎県にはリスク分散の考え方が欠如していたのではないか．宮崎牛ブランドの成功が，大規模化と密集化による効率化を追及してきた結果，牛の種を断ってしまうことになるなどウイルスの攻撃に極めて弱いシステムになっていたと考えられる．

　ところが，40年前からウイルス対策に取り組んで成功している牧場がある．それがサイボク (http://www.saiboku.co.jp/)．埼玉県は本社施設のみであり，リスク分散のために，全国3ヶ所に分散している．

- 1969年：埼玉県比企郡鳩山町に鳩山牧場開設
- 1970年：宮城県栗原郡高清水町にサイボク東北牧場開設
- 2001年：山梨県南巨摩郡早川町に南アルプス牧場開設

　特に，南アルプス牧場はウイルス対策のセンターの役割を担っている．

埼玉県，宮城県，山梨県と遠く隔てた牧場は互いに補完し合いながら，その後に起きた 2010 年の宮崎県の口蹄疫発症，そして 3.11 とフクイチ原発事故と大きな試練に遭遇した．原発事故では宮城県が軽微のダメージを受けたが，リスク分散体制で他の牧場が補完し，社員の努力とサポーターファンによって難関を乗り越え，埼玉県日高市のサイボクハム本店でのハム・ソーセージ加工と販売を休むことなく続けることができた．40 年前に笹崎会長がウイルス対策のリスク分散を実行した当時の畜産業界は，「欧米化」の掛け声が盛んで「大規模」と「効率化」一辺倒，笹崎会長は異端児扱いされたという．しかし最近の口蹄疫やフクイチ原発事故など，いくつもの大惨事に遭遇しその先見性が実証されたといえる．

「緑の牧場から食卓へ一直線に"新鮮・美味・安心"をお届け」を標語に最高のモノを追い続ける「サイボクハム」，その経営戦略と食品に対する本場ドイツでの評価も高い．2011 年 11 月にはドイツ農業協会 (DLG) 主催の国際食品品質競技会で，「最優秀ゴールド賞」を受賞している．埼玉県の日高市サイボクハム本店は敷地 3 万坪，レストランやカフェテリア，ミートショップ，農産物直売所，温泉施設，パークゴルフ場，それに自社牧場で育てた豚肉を用いたハム・ソーセージ工場や本社施設が敷地内に建てられている．年間 380 万を超える集客を誇る．週末ともなると大変な賑わいである．これもみなリスク分散のおかげ．

〈伊藤善孝〉

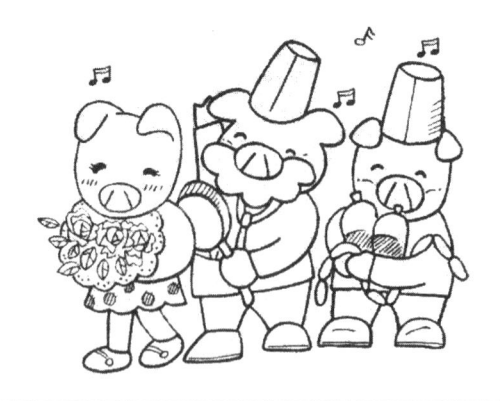

▶参考文献◀

[1] 野田和俊：食の安全・安心に関わるセンシング動向，平成23年電気学会全国大会，S20-2(2011)
[2] 日立ハイテクコントロールシステムズHP：
http://www.hitachi-hitec.com/group/hcs/products/kankyo/ibutu.html
[3] 食品産業オンラインセンサー技術研究組合編：『食品産業とセンサー』，光琳 (1991)
[4] 西津貴久：超音波によるヨーグルト発酵工程モニタリング，食品と技術10, 1(2008)
[5] Hu, Y., Mitchell, K. M., Albahadily. F. N., Michaelis. E. K., and Wilson, G. S., Brain Res., 659, pp. 117–125 (1994)
[6] 高橋・龍崎・野田：食品衛生管理ソリューション，富士時報，Vol. 75, No. 6, pp. 363–366 (2002)
[7] 都甲 潔：食品分析，ぶんせき，vol. 11, pp. 608–613 (2002)
[8] 辰濃隆・中澤裕之編：『内分泌かく乱化学物質と食品容器』，幸書房 (1999)
[9] 渡辺雄二：『天然・合成のすべてをチェック 食品添加物の危険度がわかる事典』，KKベストセラーズ (2005)
[10] 松浦寿喜：『図解入門 よくわかる最新食品添加物の基本と仕組み』，秀和システム (2008)
[11] 厚生労働省，食品添加物HP：
http://www.mhlw.go.jp/seisakunitsuite/bunya/kenkou_iryou/shokuhin/syokuten/index.html
[12] パトリック・サリヴァン，ジェイムズ・クラーク著，金岡環訳：『食品に含まれる合成化学物質の安全性』，ガイアブックス (2008)
[13] 篠原厚子・千葉百子：微量元素の健康への影響，応用物理，第70巻，第7号，pp. 823–826 (2001)
[14] 辛島恵美子：『安全学入門シリーズ1 薬と食べ物と水』，理工図書 (2007)
[15] 菅家祐輔・坂本義光編：『食安全の科学 食生活を脅かす化学物質の生体作用』，三共出版 (2009)
[16] マリオン・ネッスル著，久保田裕子・広瀬珠子訳：『食の安全 政治が操るアメリカの食卓』岩波書店（原題：*Safe Food- Bacteria, Biotechnology, and Bioterrorism*）(2009)
[17] 厚生労働省，遺伝子組換え食品HP：
http://www.mhlw.go.jp/seisakunitsuite/bunya/kenkou_iryou/shokuhin/idenshi/index.html
[18] 米谷民雄編：『食品中の化学物質と安全性』，日本食品衛生協会 (2009)
[19] （社）農林水産先端技術産業振興センター 高機能バイオセンサー事業部会編：『食品産業のための高機能バイオセンサー』，化学工業日報社 (2003)
[20] 田近英一著：『凍った地球』，新潮選書 (2009)

[21]　雪印乳業株式会社：特開平 8–256759(1995)
[22]　Simon, H. A: The Architecture of Complexity, Proceedings of American Philosophical Society, 106, pp. 467–482, MIT Press (1962)
[23]　Baldwin, C. Y. and K. B. Clark: *Design Rules*, pp. 63–92, MIT Press (2000).
[24]　アイスフエトコム株式会社 HP：http://www.isfet.com/company/
[25]　Noriyuki Kishi, Yoshio Mito, Wataru Inui, and Ryoichi Ohno: Development of the Stacked CdTe Gamma-ray Detector Module with High Sensitivit and High Energy Resolution(2008)
[26]　テラヘルツテクノロジー動向調査委員会編：『テラヘルツ技術』，オーム社 (2006)
[27]　都甲潔編著：『感性バイオセンサ―味覚と嗅覚の科学―』，朝倉書店 (2001)
[28]　野田和俊・愛澤秀信：感性ナノセンシングと環境計測，電気学会論文誌 E, Vol. 130, No. 7, pp. 261–268 (2010)
[29]　中本高道：匂いの記録再生システム，平成 20 年電気学会全国大会，3-S23-5 (2008)
[30]　野田和俊：食の安全・安心に関わるセンシングと簡易測定装置の開発，電気学会 E 部門ケミカルセンサ研究会「食の安全・安心と健康に関わるセンシング・一般」，CHS-11-026(2011)
[31]　R. C. Jorgenson, S. S. Yee, F. Lawrence, K. S. Johnston and S. R. Karlsen: Tech. Dig. 7th Int. conf., Solid-State Sensors and Actuators, p. 551(1993)

第4章 流通におけるセンシング

4.1 はじめに

流通は，人間が社会的な生活を行う上でなくてはならないものである．

現在，交通網と冷蔵などの保存技術の発達により，生ものを新鮮なままで，国内外に輸送することが可能となっている．また，コンビニエンスストアに代表されるように，多品目少量の配送が滞りなく行われており，私たちの日々の生活を支えている．生産から消費までのモデルを図4.1に示す．図中の矢印が流通にあたる．

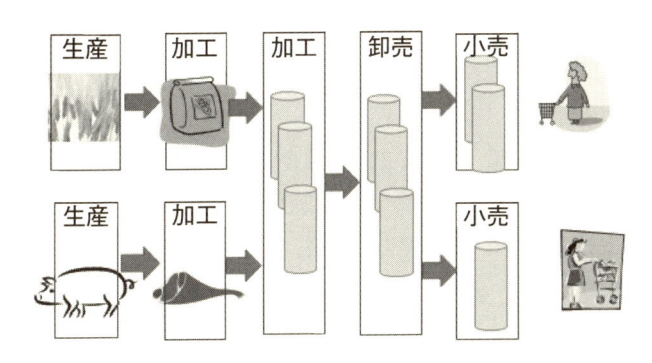

図4.1 食品の流通

物流は，生産者から消費者へ品物を届けるために必要不可欠なものであり，生産や加工時においてセンシングされた各情報を適切に結ぶことが求められる．さらに，流通時におけるセンシング情報は，品質管理には不可欠なものであり，流通における生産者から消費者までの物流トレース技術は，消費者が求める安全・安心にはなくてはならないものである．

具体的にこれらのトレース技術は [1],[2]，消費者への情報提供だけでなく，HACCPやISO9000などの品質管理においては，流通経路のトレースにより，汚染物質の混入経路把握や問題発生時の製品回収などに利用されている．本章

では，特に生産・加工された食品の生産現場から小売店までの物流の情報処理とセンシングについて述べる．

4.2　流通における情報の活用

　物流の発達は，私たちの生活を大きく変化させた．具体的には，私たちは新鮮な食材がいつでも手に入る状態である．これらを実現しているものが物流システムと物流トレーサビリティシステムと呼ばれるものである．

　物流システムは，戦後の高度な交通網の発達に伴い，全国レベルで整備が進んできた．初期の物流システムでは，「どこへ・何を」という時間の指定できない，単なる輸送からスタートしたが，情報システムの整備により「いつ・どこへ・何を」を指定できるようになった．加えて情報システムの高度化により，分割配送や小ロット配送などきめの細かい指定が可能となっている．また，冷蔵配送や活魚配送などの輸送技術の発達により，商品の品質をコントロールした状態での配送が可能となっている．

　この流通システムを活用する事例として，流通させるためだけに情報を利用するのではなく，流通情報を蓄積し確認できることにより，自分が手に取った商品の生産から購入までの流れを確認することができる物流トレーサビリティシステムが挙げられる．身近のトレーサビリティシステムとしては，米や牛肉が代表的なものである．

　加えて，実際の流通においては，流通時の環境を担保することが求められている．具体的には，手元に届くまでの間に食品にカビが発生しないような環境の維持や，傷つきやすい果物などの輸送において振動を与えないようなことである．実際にカビや傷みが発生していた場合などには，流通時の環境，具体的には温度や湿度，振動などの情報が求められることがある．

　流通時に行われるセンシングの特徴としては，多種な商品を短時間に移動や処理することが必要であるために，

- 単純なセンシング
  高度な計測機器が必要なセンシングは難しい

- 短時間な計測
  時間のかかる計測は難しい
- 蓄積が必要
  移動や時間経過とともに変化する場合もあり，一定間隔で記録することが求められる

という特徴がある．もちろん，流通における情報は，流通時のセンシング情報だけでなく，流通される中身の情報も同時に必要である．

このような流通における情報処理とセンシングの特徴をまとめると次のようになる．

- 生産や加工時のセンシング情報を結びつけ利用する
- 出荷から納品まで定期的にデータを計測し蓄積する
- ロット分割や切り分けなどの商品が分散することに対応できる

ことが必要になる．流通における情報の活用は，流通におけるセンシング情報だけでなく，他の分野のセンシング情報を含めて，消費者だけでなく関係するすべてのヒトに対して，そのときどきに蓄積されたセンシング情報を一元的に提供することが必要となる．

また，流通トレーサビリティシステムを実際に活用することを考えた場合には，手元の商品から生産者までさかのぼるトレースバック，生産物から流通範囲を特定するトレースフォワードや影響範囲を特定するロット管理が必要となる．

4.3 JANコード

物流において管理すべき情報は，品目・ロット番号・移動経歴・日付・配達先などが基本的なものとして挙げられるが，商品を識別するのに使われる代表的なコード体系として，JAN(Japanese Article Number)コードが挙げられる．これは加工食品や日用品などの付与されている標準13桁または短縮8桁のバーコードであり，個々の商品を識別する番号である．

4 912345 678904　　4512 3450

図4.2　バーコード例

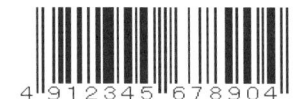

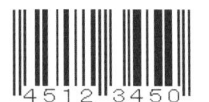

実際の流通においては，このJANコードをスキャナーでセンシングすることにより商品を判別することが可能になり，効率的な配送が可能となった．13桁のJANコードは，国コード（2桁：日本は，49と45）＋メーカコード（5桁or 7桁）＋商品アイテム（5桁or 3桁）＋デジット（1桁）であり，8桁のものは，国コード（2桁：日本は，49と45）＋メーカコード（4桁）＋商品アイテム（1桁）＋デジット（1桁）となっている．

日本においては，メーカコードを（財）流通システム開発センターが管理し，メーカが商品アイテムコードを割り当てることで，商品ごとにユニークであることを保証している．また，JANコードは，日本独自の呼称であり，国際的には，EAN(European Article Number)コードと呼ばれ，国際的な共通商品コードでもある．

JANコードは，多品種のものをセンシングにより識別する技術の代表的なものであり，また，日常に流通しているものの多くに付与されているために，自動的に商品を識別する技術として利用され，現在では，商品管理だけでなく，大手スーパーなどで導入されているセルフレジに利用されている．

ただし，JANコードは，商品を表すものであるために，品目の識別に利用可能であるが，ロット番号や賞味期限を含むものではない．ゆえに，商品ごとの個別管理を行うことはできず，商品管理や付加価値の高い情報の提供には利用することができない．これらを実現するためには，別の技術を組み合わせて利用することが必要である．

実際に，商品管理を行うためには，JANコードで商品を識別し，別途管理用のバーコードを付与することにより，分割配送や小ロット配送を実現している．

実際に管理用バーコードを付与している例として代表的なものは，Amazonにおける商品管理バーコードが挙げられる．

4.4 QRコード

QR(Quick Response) コードは，飛行機の搭乗券や携帯電話における URL 読み込みなどに広く利用されている 2 次元バーコードであるが，もともとは，自動車業界における部品管理のために開発された 2 次元コード規格である．

JAN コードで利用されるバーコードは，横方向の 1 次元で情報を格納するため大きな情報を記載するには，その情報量に合わせた長さが必要である．また，読み取り精度を確保するために，ある一定の縦横の大きさも必要である．そのため，英数字を含めた長い情報の格納には不向きであった．

そこで，情報の格納を縦と横の 2 次元に広げることとして，格納情報量を増やした 2 次元コードである QR コードが開発された．QR コードでは，バーコードのように英数文字だけでなく，バイナリや漢字なども格納できる規格となっている．

QR コードでは，英数で 4,200 文字程度の格納が可能であり，JAN コードよりも自由度が高く，独自に設計することにより個別ロットの管理などに利用可能である．

具体的に QR コードを利用したシステムは，実際には自動車部品の個別管理などに利用され，商品の識別だけ

図 4.3　QR コード例

でなく製品ロットなどの製品管理情報を含めたシステムが稼働している．また，薬局などの厳密に管理が必要な状況では，納品時に QR コードを箱ごとに貼り付け，品質管理や在庫把握，利用記録の取得などに利用されている事例もある．

個別ロット管理が必要な環境では，バーコードではなく，情報量が多い QR コードを利用することにより，商品ごとの管理から商品とロット単位での付番が可能となる．

商品とロット単位での付番によって，移動経歴などを蓄積する情報システムと組み合わせることにより，トレーサビリティを含めた，よりきめの細かい管理が可能となった．

4.5 RFID

　バーコードやQRコードで個別の識別を行うためには，商品に付けられているバーコードやQRコードを専用リーダーで読み取ることが必要である．実際に，これらのコードの貼り付け位置を探すためには，人間が箱のいろいろな面を確認することが必要であり，また，多品種の箱がある場合には，それぞれ箱に対して確認することが必要であった．

　これらの手間を省くために，個体識別を行うロットなど，管理すべき単位ごとにバーコードの代わりに，電波などに反応するマーカー(RFID: Radio Frequency IDentification) をつけることが考えられた．これにより，人間がバーコードリーダーを片手に管理単位ごとに読み取る手間を省き，自動的にセンシングを行うことが可能なる．RFIDの利用は，人間の手間やミスを削減するだけでなく，多数のロットが1ヶ所にある場合においても，探し出そうとする対象ロットがどこにあるかを瞬時に識別することが可能となる．RFIDは，動作エネルギーや利用する電波周波数帯により分類される．動作エネルギーによる分類では，アンテナで受信する電波を動作エネルギーとするパッシブタグと電池を内蔵しているアクティブタグに分けられ，電波周波数帯による分類では，130kHz帯，13.56MHz，433MHz，900MHz帯，2.45GHzの5つの周波数が利用される．

　実際の物流においては，利用される環境により電波周波数帯が選択されるが，多くの場合には，パッシブタグの13.56Mhzまたは900MHzのものが利用されている．

　実際にRFIDを利用した場合のメリットは，バーコードと比較して，

- 読み取り範囲
  大まかに対象物を認識すればよく，バーコードのように位置を特定する必要がない
- 読み取り時間
  複数読み取り時間が100ms程度であり，高速な読み取りが可能
- 複数読み取り
  タグが複数あったとしても個々を個別のものとして認識する技術がある

- 書き込み可能
  バーコードは印刷物であるため変更はできないが，RFIDではデータの書き換えが可能

が挙げられる．しかし，RFIDは電子部品であるために，印刷物であるバーコードと比較して価格が高く，個別に取り付ける必要がある，RFIDに格納した情報を取得するには専用のリーダーが必要など普及には課題もある．加えて，RFIDの読み取りは電波によって行われるため，第三者が本人の知らないうちに，その情報を読み取ることが可能である．このことが，プライバシーの侵害につながる可能性があるという指摘もある．

実際に，RFIDを利用した物流管理の実例としては，米国のウォルマート情報システムや国際物流システムなどでの利用例が挙げられる．

また，RFIDを物流トレーサビリティシステムとして利用を考えた場合に，すべての情報をRFIDに格納するのは現実的でなく，外部の情報システムと連携する必要がある．これは，RFIDに蓄積できる情報量の大きさや機能に応じてRFIDの単価が上がることや，トレースバック・トレースフォワードなど，流通中や流通後に調査を行う必要があること，流通量などの統計情報を取得することがあるからである．

4.6 品質トレースセンサ

物流における品質のトレーサビリティ[3]を実現するためには，商品の移動中のすべての外部環境を適切に管理していることを証明する必要がある．実際に商品の品質を劣化される要因には，温度だけでなく，湿度・振動・太陽光，開封されないこと，場合によっては空気や微生物など汚染などが考えられる．

物流中のリアルタイムでの空気や微生物のセンシングは難しく，実際には，これらを担保するためには，出荷時に検査をし，汚染されていないことを確認し，密閉容器などに格納することによりその保証を行う．

ここでは，物流時における温度・湿度などの履歴データを残す方法として代表的なものを挙げる．

- 特殊なシールなどによる証明
  商品に，ある条件（たとえば高温）が発生した場合に，色が変色する特殊なシールを張り付けることにより，環境の変化を検出する方法
- データロガーによる蓄積
  商品とともに環境を記録するデータロガーを同封して，環境を記録していく方法

これらの方法を利用することにより，商品の輸送中の品質を確認することが可能となる．しかし，特殊なシールによる証明では，物流中に品質劣化が発生した事実のみの検証であり，いつどの時点で発生したかは不明となる．このことは，品質劣化の責任解明には不十分となることもある．

今後は，データロガーとRFIDなどを組み合わせることにより，精度の高い技術が求められている．具体的には，小型のセンサの開発と状況の変化をリアルタイムに自動的に検出する技術の開発である．このような目的で，実際に開発されているセンサとしては，温度・湿度あるいは衝撃センサを搭載した小型センサRFIDがある．

4.7 トレーサビリティシステム

トレーサビリティを実現するためには，生産や加工の各工程，そして流通過程を逐次記録し，必要に応じて検索・参照できる仕組みが必要となる．よって，図4.4のように，生産者，加工業者，販売業者間の食品の移動をデータベースに記録するシステムが利用される．また，必要に応じて，消費者が食品のトレーサビリティやその他の開示情報にアクセスできるようなサービスが提供されることもある．

さらに，図4.5のように，1つの業者内で各工程の内容や管理情報をデータベースに記録するシステムも利用されることがある．これは，業者内でのトレーサビリティを確保するものであり，内部トレーサビリティと呼ばれる．

なお，図中では生産者や加工業者など各々にデータベースを設けているが，近年はネットワーク技術やクラウドコンピューティングの応用により，ネット

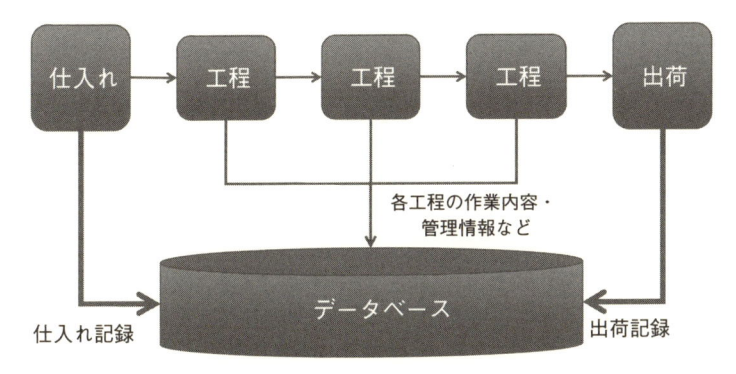

図 4.4　トレーサビリティシステムの構成

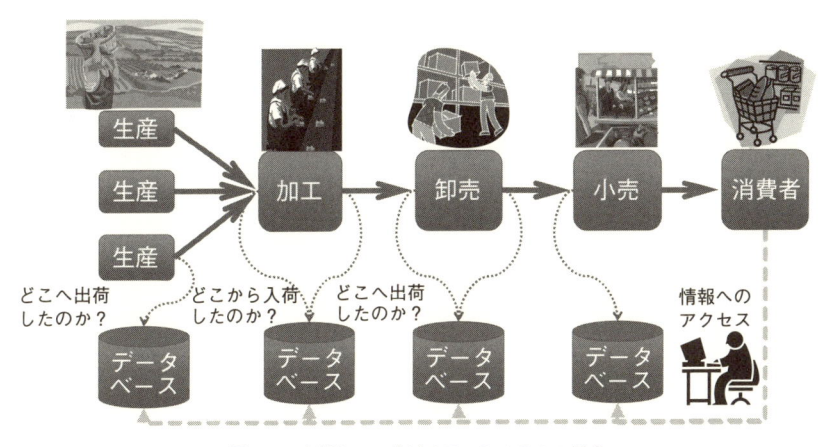

図 4.5　内部トレーサビリティシステムの構成

ワークを介して1つのデータベースに統合するシステムも提供されている．

　トレーサビリティシステムのデータベースには，食品（製品および原料）の移動・加工履歴などが記録されるが，そのためには各食品を識別することが必要となる．食品を識別する方法としては，食品やその包装にID番号などを印字する方法や，バーコード／QRコードなどの光学式認識技術，そして近年ではRFIDなどに代表される無線タグが利用される．

4.8 まとめ

本章では，流通におけるセンシングとして，商品の識別技術から小型センサRFIDまでの，技術変遷を述べた．

流通におけるセンシングは，品質管理の視点から，ますます重要になっていく．これは，生産者の社会的責任としてのHACCPやISO9000などの品質管理においてのトレースフォワードという面だけでなく，消費者が求める安全・安心を実現するトレースバックを実現するためにも必要な技術だからである．

加えて，消費者に対して，これらのトレーサビリティを表示する技術を一般化することは，消費者自身が流通時における汚染または汚染された商品の流通による被害を最小限に抑えるためにも必要であり，システムとしてこれらを適切に管理することは，社会的に重要なことであると考えられる．

今後，より安全な物流が求められる．そのためには，環境センシング技術の小型化や低価格やMEMSなどの複合センサ技術などセンサデバイス技術の発達と，それぞれの領域におけるセンシング情報を有機的に結合するICTが求められる．

▶参考文献◀

[1] 農林水産省，食品トレーサビリティシステム導入の手引（改訂版）：http://www.maff.go.jp/j/syouan/seisaku/trace/pdf/tebiki_rev.pdf（2012/2/29アクセス）

[2] 古賀陸樹・寺田修司・小林雄一：フードチェーン全体の食の安心・安全を支えるトレーサビリティソリューション，日立評論 (2005)

[3] 社団法人電子情報通信学会，知識ベース 11群6編 流通情報システム：http://www.ieice-hbkb.org/portal/doc_506.html（2012/2/29アクセス）

第5章 消費における食の安全

本章では，まず，生産・加工のプロセスから消費者に対して提供されている情報，特に食品のトレーサビリティについて概略を述べる．また，それらの情報がどのようにして消費者にとっての食の安心・安全に結びつくかを考察する．次に，食の安全に対する消費者の心理的なメカニズムをひも解くことが期待できる脳科学の可能性について説明する．

5.1 食品のトレーサビリティ

消費は，食品の生産・加工・流通・販売の一連の過程の後，消費者が食品を口にする段階である．そのため，食品の安全性は，消費者の健康や生命に関わる重大な要素であり，消費者，必然的に安全性の高い食品を求めることとなる．

一方，食品を生産・加工する業者や，販売する小売店にとっても，食品の安全性は消費者の購買行動に直接つながる要素となるため，様々な手段を用いて，消費者に対して食品の安全性をアピールすることとなる．実際に店頭では，販売されている食品の生産地や用いられている農薬の種類や有無，そして，生産・加工・流通過程の情報など，食品の安全性に関わる情報が提示，または，それらの情報を入手できる手段が提供されている．これらは食品のトレーサビリティ情報や生産情報として扱われる．

そもそも，食品のトレーサビリティとは「生産，加工及び流通の特定の1つまたは複数の段階を通じて，食品の移動を把握できること」とされている [1]．生産から販売までの間の食品の移動履歴を記録しておくことで，たとえば事故などが発生した場合の迅速な回収を行うために用いることを目的としている．よって，トレーサビリティそのものが食品の安全性を示すわけではない．しかし，近年の様々な食品事故の発生や，消費者の安全志向の高まりに対して，消費者に一定の安心感を与え，商品選択を促す効果期待されることから，消費者

に対してトレーサビリティ情報も含めた様々な食の安全・安心に関わる情報が提供される食品が増えてきている．

5.1.1 消費者が得ることのできる情報

トレーサビリティに関する情報も含め，現在小売店の店頭で消費者に対して提供されている食品に関する情報は，おもに以下の通りである．

食品の品質表示
トレーサビリティ
　牛肉
　米・米加工品
その他

● **食品の品質表示**

食品には，原産地や原材料，内容量，賞味期限または消費期限，遺伝子組替え食品など，食品の品質を判断し選択するために必要な情報が表示されている．これは，「農林物資の規格化及び品質表示の適正化に関する法律」（一般にJAS法と呼ばれる）で定められている「品質表示基準制度」によって義務化されている．

● **トレーサビリティ**

トレーサビリティ情報の提供に関しては，食品の品質表示とは異なり，すべての食品で義務化されてはいない．2012年現在では牛肉と米・米加工品について，トレーサビリティを可能とするための法律が定められており，消費者に対しても各食品のトレーサビリティ情報にアクセスするための方法が提供されている．

● **牛肉のトレーサビリティ**

2001年に日本国内でBSE（牛海綿状脳症）の発症が確認され，その後，2003年にはBSEのまん延防止のために，「牛の個体識別のための情報の管理及び伝達に関する特別措置法（牛肉トレーサビリティ法）」が制定された．この法律では，国内で生まれた牛と輸入牛すべてに10桁の個体識別番号が付加され，この番号をキーとして出生から生育，と殺までの移動をデータベースに記録することが義務づけられている．また，と殺後の牛肉に対しても，どの牛の牛肉が

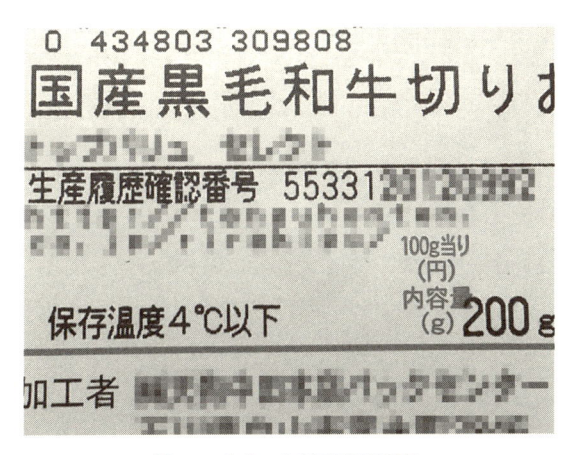

図 5.1 牛肉の生産履歴確認番号

図 5.2 生産履歴確認番号検索ページの例

どのような経路で流通したかを追跡できるように，販売／仕入れ業者によって個体識別番号が記録される．加工後に複数の牛からの肉が混在するような場合には，生産履歴確認番号が用いられる（図5.1）．なお，小売りから消費者に販売される最終的な移動の記録は対象としない．

消費者は，購入した牛肉に表示されている生産履歴番号または個体識別番号を基に，インターネットを通じて牛の個体情報を知ることができるようになっている（図5.2，5.3，5.4）．検索の結果得られる牛の個体情報は，図5.4のように，牛の出生年月日，雌雄，母牛，種別，飼育場所の履歴となっている．

● 米のトレーサビリティ

2008年に発生した，事故米の不正転売が発覚したことがきっかけとなり，

```
牛生産履歴確認番号検索結果

このロット番号には、以下の個体識別番号を持つ牛肉
が使用されています。

                          | 個体識別番号：0836400001
ロット番号：5533123412341 | 個体識別番号：1091600002
                          | 個体識別番号：1254300003
```

図 5.3　生産履歴番号による検索結果例
(図中の番号は架空のもの)

```
牛の個体識別番号情報

| 個体識別番号 | 出生の年月日 | 雌雄の別 | 母牛の個体識別番号 | 種別（品種） |
| 1091600002   | H23.05.01    | 去勢(雄) | 1215400001         | 黒毛和種     |

|   | 飼養県 | 異動内容 | 異動年月日 | 飼養施設所在地 | 氏名または名称 |            |
| 1 | 北海道 | 出生     | H23.05.01  | ○○郡○○町     | △△××         |            |
| 2 | 北海道 | 転出     | H24.04.01  | ○○郡○○町     | △△××         |            |
| 3 | 北海道 | 搬入     | H24.04.01  | ××郡△△町     | ○○市場         |            |
| 4 | 北海道 | 取引     | H24.04.01  | ××郡△△町     | ○○市場         |            |
| 5 | 茨城県 | 転入     | H24.04.02  | ▲▲郡□□町     | △△畜産         | 飼養管理情報へ |
| 6 | 茨城県 | 転出     | H24.12.01  | ▲▲郡○○町     | △△畜産         | 飼養管理情報へ |
| 7 | 茨城県 | 搬入     | H24.12.01  | ××郡○○町     | ××食肉公社     |            |
| 8 | 茨城県 | と畜     | H24.12.01  | ××郡○○町     | ××食肉公社     |            |
```

図 5.4　個体識別番号による検索結果例
(図中の番号、日付は架空のもの)

2009 年 10 月より「米穀等の取引等に係る情報の記録及び産地情報の伝達に関する法律（米トレーサビリティ法）」が施行された．この法律では，米・米加工品の販売，輸入，加工，製造または提供を行う業者は，米・米加工品の取引，移動，廃棄などの記録を保存すること，そして業者間での産地情報の伝達が義務づけられている．なお，消費者に対しては，産地情報の伝達のみが義務づけられている．図 5.5 に産地情報の記載例を示す．

● その他

近年は，小売りの店頭において，生産者の氏名や顔写真が提示されていることも少なくない．併せて，無農薬野菜であるとか有機農法であるなど生産に関

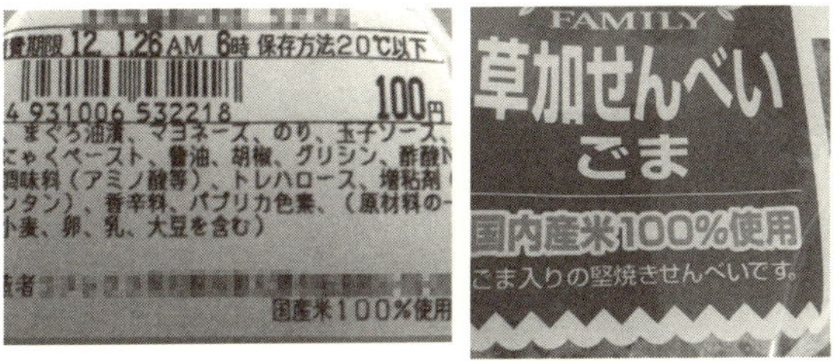

図 5.5 米・米加工品の産地情報表記例

する情報も提供されている場合がある．消費者に対して，生産者の顔を見せ生産方法が開示することで，品質の高さや安全性をアピールし，そのことによって購買行動が高まるという効果が期待される．

5.2 トレーサビリティと食の安全

　5.1 節で述べたように，牛肉や米・米加工品については，法律によってトレーサビリティが義務化されている．また，その他の食品についても，生産者や加工業者によってトレーサビリティを確保する手段が講じられているものも多数ある．つまり，生産・加工者側にとっては，トレーサビリティはリスク管理の面から重要視されている．また，安全性を確保するために，HACCPのような製造工程における危害要因の分析・管理手法が広く取り入れられている．そして，これらの食品の安全に向けた姿勢を消費者にアピールし，安心感と信頼性を高める努力がなされている．

　一方，消費者のトレーサビリティについてのアンケート調査結果 [2] によると，トレーサビリティについて「聞いたことがない」と答えた人が約 50% となっている．「名前だけ知っている」と答えた人は約 31%，「内容まで理解している」と答えた人は約 19% であった．「内容まで理解している」という人であれば，その 95% はトレーサビリティの意味まで正しく理解しているものの，これらの結果からは，消費者の大半はトレーサビリティについてよく知らないということがわかる．その一方で，トレーサビリティが食の安全にとって有効かどうかについては，約 80% の人が有効だと考えていることもわかる．よって，

生産・加工者が積極的にトレーサビリティの導入をすすめることや，生産・加工に関する情報を積極的に開示していくことは，消費者の食の安全に対する安心感につながると考えられる．

　しかし，消費者はトレーサビリティや開示されている情報に積極的にアクセスしているかというとそうでもないようである．先般のアンケート結果によれば，90％以上もの人が，トレーサビリティ情報を調べたことがないという．この数値は，トレーサビリティについて理解していても，大半の人はわざわざトレーサビリティ情報を確認するという行為までには至らないということを示しているといえる．

　もちろん，トレーサビリティ情報へのアクセスに非常に難しい操作が必要とされているという訳ではない．たとえば5.1節で述べた牛肉のトレーサビリティについては，携帯電話やモバイル端末を使えば，店頭でもすぐさまトレーサビリティ情報にアクセスできるようなインフラは十分に整っている．

　しかし，消費者が購入の際にトレーサビリティ情報にアクセスし，それが購入の指針として活用されるということはほとんどないということである．BSE問題や事故米，産地偽装問題などがニュースになった直後であれば消費者は食品の安全性に敏感になっていたかもしれないが，時間が経ちひとたび騒動が沈静化すると，多くの人はあまり気にならなくなってしまうようである．結局，購入時に気にすることとなると，値段は別として，せいぜい，ブランド牛であればどこの牛であるか，また国産なのか輸入なのかを気にするぐらいではないだろうか．他の食品についても，産地や，食品によっては製造年月日や消費期限，農薬の有無あたりを気にかけて購入している程度ではないかと考える．

　このように，トレーサビリティが消費者に有効に活用されていない理由として以下のものが挙げられるであろう．

　まず，消費者はトレーサビリティが導入されていること自体で安心感を得ているという点である．トレーサビリティが食品の安全性を保証するものではないことは前述した通りであるが，消費者は食品が法律やシステムによって管理されているというだけで安心してしまい，トレーサビリティについての理解や情報へのアクセスの必要性をあまり感じていないのであろうと思われる．

　次に，トレーサビリティや開示された情報の信頼性，提供された情報に対す

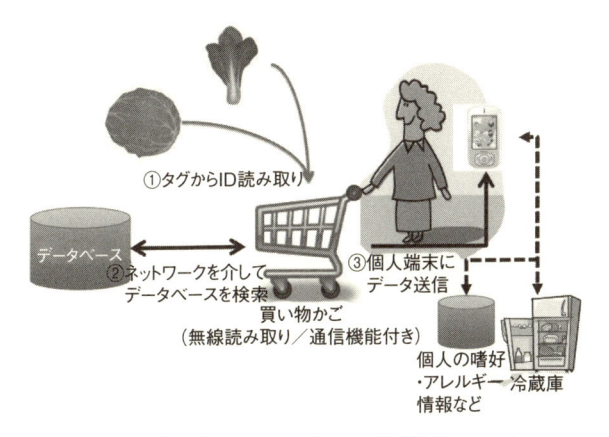

図 5.6 能動的なトレーサビリティ情報提供システム

る理解の問題がある．トレーサビリティで記録される情報は，行政や第三者機関によって検査されている．しかし，ヒトの手によって管理されている部分もあるため，情報の信頼性や正確性が問題になる部分も残る．また，消費者が提供された情報をすべて理解できる訳ではない．たとえば，栽培時に使用された農薬の名前がわかったとしても，それが有害なものなのかどうかを消費者が判断することは難しい．

　消費者がトレーサビリティについてより理解し，それを有効に利用するためには，消費者に対してトレーサビリティや開示された情報を能動的に提示していく仕組みがある程度有効ではないかと考える．また，それらの情報をわかりやすく伝えていく必要もある．

　現在，店頭に設置されている商品の宣伝ビデオを映す小型の液晶モニタを頻繁に見かける．中には，ネットワークにつながったモニタもあり，そこでは商品のクーポン情報などを携帯電話にダウンロードできるような仕組みを持つものもある [3]．このようなシステムを商品棚ではなく買い物かごに取り付け，個々の商品に付けた無線タグを組み合わせることで，たとえば買い物かごに入れた商品の情報（トレーサビリティ／生産情報）やそれに付随する情報（産地や農薬の詳細など）をスマートフォンなどの個人端末に自動的に表示させることが可能となるであろう．消費者は，表示される情報を確認し，必要であれ

ば，インターネットを通じて関連情報にアクセスすることができる．また，事前にアレルギーや嗜好情報を登録しておくことで，購入時に自動的に情報の照合が行われ，アレルギーに対する警告や購入商品のアドバイスを受けることもできる．さらに，自宅の冷蔵庫の中身とリンクするなど，より広い応用も可能となるであろう．

　もちろん，表示されたトレーサビリティや食品の情報をみて，最終的な判断を下すのは消費者自身である．システムや情報自体が安全性を担保してくれる訳ではない．これからは，消費者自身が情報を理解するための「食のリテラシー」を身につけることが必要となってくるのではないだろうか．

5.3　脳科学からみた食の安全・安心

　近年，生体情報をセンシングする技術が向上し，これらの生体信号を利用したシステムの構築が行われている．生体信号の計測では，「表面筋電図」，「皮膚コンダクタンス」，「心電図」，「脳機能」などが挙げられる．特に脳機能イメージングの計測は活発に，ある認知的活動に関して脳のどの部位が働いているかをfMRI（機能的磁気共鳴画像法）などの非侵襲的計測によって解明する認知神経科学に関する研究が活発に行われている．このような神経科学の発展は医療，心理学分野ばかりでなく，その他の人間のこころが関連する分野（経済・経営など社会活動，政治，教育，娯楽，軍事）にも影響を与えている．また，MindSet（ニューロスカイ社）のように小型で安価な計測機器が市販され，今後は私たちの生活の中に脳科学を応用したシステムが導入されることも十分考えられる．本節では特に経済分野への応用であるニューロエコノミクス，経営分野への応用であるニューロマーケティングに注目し，どのような研究が行われているか概観し，食の安全・安心への応用可能性についてまとめる．

5.3.1　ニューロマーケティング

　近年ではもっぱら医療分野で利用されていた脳神経測定機器が，経営分野まで活躍の幅を広げている．その背景には非侵襲計測技術の科学的進歩がある．非侵襲の計測機器は侵襲の計測機器と比べて，空間分解能や時間分解能に関し

ては劣っている．しかし生体を傷つけることがないので，安全面を認められヒトを対象とした研究を可能にした．脳内の局所的な神経活動の変化や分子の動きなどが詳しく観察できるようになり，認知・記憶などの高次の脳機能と関連した神経活動，また心理学的側面の強い情動に関連した神経活動の不明瞭点が1つ1つひも解かれつつある現状である．そしてこの認知・記憶・情動の解明が，消費者の心理行動と密接に関わってくるマーケティングに活かせるのではないかという観点から，ニューロマーケティングが話題を集めている．

元来のマーケティングとは企業側が消費者に対して満足できる商品またはサービスを効果的に得られるようにサポートする活動の事を指す．ここで疑問になることは，消費者の"満足"とは一体何か，ということである．一般的に消費者アンケートと呼ばれる市場調査で，企業側は消費者のニーズを何度も何度も確認しているはずである．しかし調査をしたにも関わらず，商品が売れないという事態が発生する．どうやらこれまで通りの定性・定量的調査では，消費者の意識の実態を把握しきれないという問題がマーケティング業界にはあるのではないだろうか．

次のような研究事例がある．コカ・コーラとペプシの2種類の炭酸飲料水を用いて，目隠しをして双方を飲む場合とブランドを明示してから双方を飲む場合で被験者の脳活動を比較した実験である．実験の結果，目隠しをして飲んだ場合，被験者の脳活動部位にほとんど違いが見受けられなかった．それに対し，ブランドを明示してから飲んだ場合ではコカ・コーラを飲んだときに前者とは違う脳部位が有意に反応したのである．これは文化的になじみのある商品の方が味覚へ及ぼす影響も大きくなることと，ブランド意識が消費行動を促すことへの裏付けになっている [4]．同じように価格の情報が，味覚を変化させるという報告がされている．同一のワインに違う価格をつけて試飲させたところ，値段が高いと美味しく感じる感覚が増幅される傾向にあった．実際に満足感や喜びを促すとされている内側眼窩前頭皮質が著しく活動していたことが記録されている [5]．つまり，消費者アンケートが商品の売れ行きに正確に反映されないのは消費者がアンケートで嘘を付いているわけでも，統計方法が間違っていたわけでもない．消費者の心的構成が異なると，意思決定も異なってくるという人間の合理的ではない判断が起こした現象である．私たちは品質で商品

に公平な点数を付けているつもりでも，自分の好み（だと思い込んでいる）の商品を無意識に贔屓しているのかもしれない．以上の研究調査から消費者の主観的評価だけでは本来の商品に対する嗜好や想いを汲み取ることが不十分であることがわかった．そして，このような問題を解決する方法として，ニューロマーケティングに関する研究が行われている．

　ニューロマーケティングとは，ヒトの無意識から生じる行動原理を脳の活動から明らかにすることによって，マーケティングに役立てようというアプローチである．「神経マーケティング」あるいは「心脳マーケティング」とも呼ばれている．消費者の脳の反応を計測することで，消費者心理や意思決定の仕組みを解明し，マーケティングに応用しようとする試みである．言わばニューロマーケティングとは脳科学と経済学の融合で，それは既存のマーケティングに取って代わるものではなく，補完しながら進むという新たな領域が出現したととるべきであろう [6]．

　それでは，具体的にニューロマーケティング分野の研究成果やそれに呼応した，これからのマーケティングの可能性とはどのようなものなのだろうか．擬似的に被験者に買い物のタスクを課した研究では，商品の選好の影響を受けたときに側坐核が活性化することがわかった．また商品に過度（だと被験者が感じる）な価格が設定されているときには島皮質が活性化し，逆に内側前頭前皮質 (MPFC) が不活性化する結果となった [7]．ミクロ経済のセオリーによると，消費者の購買意欲は消費者の好みと商品の価格に左右されることから，これらの異なった神経回路の活動で消費者の購入を予測することができる．さらには消費者自身が商品を選ぶ上で迷いがある際に，自分が本当に欲しいと思っている物を自分の脳から読み取ることができるのである．つまり，ニューロマーケティングによって消費者の購買意思決定をサポートすることが可能であることを示唆している．加えて，実際に商品購入の意思決定を脳にゆだねるだけでなく，その意思決定自体を無意識に行える可能性を示した研究がある．意識的に商品の画像を見てもらい吟味させる場合と，別の課題をさせながら無意識的に商品の画像を見てもらう場合で被験者をグループ分けし，脳スキャン後に商品を買うか買わないかの設問に答えさせた（どちらのグループも最後に設問があることは知らされていない）実験である．その結果，意識的・無意識的に画像

を見ているときのどちらのパターンでも内側前頭前皮質と島皮質で同程度商品の購入を予測した[8]. 神経的に商品を評価する際，商品に注目する処理に依存していないことがわかる. 逆にいえば，ヒトは目に入るものを無意識に評価してしまうということである. この特性を活かせば，他の作業をしながら横目で商品を見つつ自動的に商品の評価・購入の意思決定を進めるシステムの開発など，面白い技術発展を遂げるかもしれない.

5.3.2 ニューロエコノミクス

従来，経済学では人間は「必ず合理的な意思決定を行う」として定義されてきた. しかし，人間の意思決定や選択行動は，必ずしも合理的な判断を下すとは限らない. 心理学や認知学の知見により，これは人間の認知の仕方や心理的バイアス，過去の経験が意思決定に影響を与えるからであるとされている. 経済学では，これらがどのような影響を与えるかについて行動経済学という分野で研究がなされてきた. 行動経済学では，このような合理性の欠陥を含む新たなモデルを作成し，現象を解明するための研究が行われており，プロスペクト理論をはじめとした様々な心理的な効果を含む知見が得られている. また近年では，非侵襲的脳活動計測法が発展してきた. そのため，人間を含む生物の脳活動の計測が容易に可能となり，脳機能に関して新たな知見が得られるようになった. その結果，心理学，行動経済学による知見と神経科学を結びつけて考えることが可能となり，1990年代から神経科学と経済学を併せた新たな研究分野であるニューロエコノミクス（神経経済学）が発展してきた.

ニューロエコノミクスの研究目的は，行動経済学のように人間の心理過程を考慮した経済活動を，ニューロサイエンスの手法や知見を用いて解明しようというものである. また同時に，ニューロサイエンス的観点により，従来の行動学的アプローチで得られていた知見に，より科学的な根拠を与えようというものである. 人間の経済活動とは，意思決定の連続であることに起因し，現在のニューロエコノミクスの研究では，不確実性下における意思決定，ゲーム理論的な戦略的意思決定，時間割引（時間選好）を伴う意思決定など，「意思決定」についての研究がおもに行われている.

脳の意思決定はおもに感情と理性の2つの別々のものにより行われていると

いわれている．すなわち，感情的な大脳辺縁系と，理性的な前頭前野系の2つにより意思決定が行われる．前頭葉は思春期を過ぎるまで未発達であるとされる．このため，思春期の脳神経は感情的な意思決定を好む．また，哺乳類ではげっ歯類から霊長類まで大脳基底核に関してはかなり共通の構造から成り立つが，前頭前野は霊長類，特にヒトにおいて飛躍的に発達を遂げた部位である．ニューロエコノミクスにおける「意思決定」においては，報酬系，嫌悪系を含む前頭前皮質および，大脳辺縁系に含まれる，島，扁桃体，側坐核が重要な役割を持つとされている．

　ニューロエコノミクスにおける1つの代表的で基礎的な成果は，異時点間選択（時間割引）モデルとの神経相関に関する研究成果である[9]．つまり，以前より議論されてきた，イソップ物語のアリとキリギリスにしばしば例えられる，人間の異時点間の意思決定について研究を行った事例である．すなわち，人間の意思決定者はキリギリスのように衝動的な決定と，アリのように理性的な選択との間で迷うという，心理学と経済学における知見である．これに対し，fMRIを用い，時間割引と神経相関を調べた．その結果，2つの別々の脳機能，短期間後の報酬に関しては大脳辺縁系が，長期間後の報酬では前頭葉前部皮質がそのような決定に関与していることを示した．これにより，報酬に対する意思決定において，衝動的な選択を行う大脳辺縁系と理性的な選択を行う前頭前野系が競合していることがわかった．

　不確実性下における意思決定に関する，ニューロエコノミクスの研究も多くなされている．中でも意思決定論において代表的なプロスペクト理論に基づく研究が多い．プロスペクト理論では，意思決定過程は，問題を認識し，意思決定の枠組みを決める編集段階と，その問題認識にしたがって選択肢の評価を行う評価段階とに分かれる．プロスペクト理論において重要なことは，結果の評価が，参照点と結果との差異に関してなされるということである．これらの研究の1つでは，予測に反して報酬をもらえなかったほうが予測通りの報酬を得られたときより前頭前野内側部や側坐核がより活性したとしている[10]．これらの部位は報酬系に関与していると考えられ，人間が，結果の最終的な状態ではなく，予期との差異のようなプロスペクト理論に仮定された編集段階に対応した脳活動が存在することを示唆している．さらに，別の研究では，プロスペ

クト理論における評価段階に対応する意思決定を，fMRIを用いて検討を行っている．利得を選択する状況ではリスク回避傾向が，損失を選択する状況でリスク志向が観察された．また利得・損失状況ごとの検討から，扁桃体を中心とする感情ベースの脳機能が選好の逆転に関与していることが示された．また，意思決定の制御は眼窩前頭皮質と前頭前野内側部が関与していることが示唆されている．

　これらのような研究では一般的に，被験者に単純なギャンブルタスクを用いた意思決定を行ってもらい，意思決定時の脳活動を，fMRIを用いて脳内の血中酸素量を測り，局所血流量や酸素レベルによって反応部位，各部位の活性度を分析するとった形式で行われることが多い．しかし，意思決定は必ずしも独立した状態であるとは限らない．むしろ，投資活動のように，連続した意思決定を行う場合の方が多い．そこで，連続する意思決定モデルでの研究も行われている [11]．この研究では不確実性下の意思決定において，過去の類似した経験が現在の意志決定に及ぼす影響について fMRI を用いて分析を行っている．この実験では，連続したギャンブルタスクにより，前回の結果がギャンブルに勝利，ギャンブルに敗北，リスクを回避の3つの状態の下で次の選択を行うことになる．この結果，特にギャンブルに勝利した後の選択では，強い島の活性と前頭前野背内側部での反応が見られたとしている．また，リスクを回避する選択を行った後，前帯状皮質と島が活性化するとともに，ギャンブルを選択することが多くなったとも示されている．

　また，より現実的な環境における投資意思決定問題に関する研究も行われている [12]．この研究では，より現実的な環境として株式投資をモデルとした，シーケンシャル投資ゲームとfMRIを使用して，強化学習モデルにおけるfictive error と，いわゆる報酬系と呼ばれる，尾状核や尾状核被殻の神経反応との相関を示した．投資ゲームは，実際の市場の過去のデータから作成されており，0～100％の間で投資配分を行うことで連続的でリスク的な意思決定とした．連続的な意思決定ゲームにおいて，経験による学習と，予測による架空の学習の意思決定の影響を調べ，機械学習モデルの枠組みに置くことで，幅広い神経学的洞察を提供している．

　以上のような研究により，現在では不確実性下の意思決定においては，報酬

予測は前頭前野内側部が，リスク回避では扁桃体などの感情的な脳機能が，損得や価値判断では眼窩前頭前野が，それぞれ活性化するとされている．ニューロエコノミクスによる知見は，人間の心理的なメカニズムを科学的にひも解くことにより，経済学の分野にとどまらず多様な分野への応用の可能性を秘めている．

5.3.3 食の安全・安心への応用

5.3.1 項や 5.3.2 項で概観したように，脳科学は様々な分野に応用されており，食の安全・安心への応用も可能ではないかと考えられる．まず，食の安全・安心とは何かについて脳科学的アプローチをする必要がある．消費者はどのような状況で安全・安心を感じるのかを脳科学実験を通して知ることが重要である．さらに，安全・安心に関する情報を消費者にどのように提示するのが良いのかについても脳科学的なアプローチが可能である．ニューロマーケティングにおける研究事例から，ブランドや価格の提示によって消費者の行動が異なることが示唆されており，情報の提示の方法によって，正確な情報であっても安全・安心に感じないことも十分考えられる．また，安全・安心への反応はリスクに対する反応と考えることもできる．提示された情報に対して，消費者はリスクを感じているのかを知ることが，ニューロエコノミクスのリスクに関する研究を応用することで可能ではないだろうか．これらはニューロマーケティングに見られるようなアンケート調査では得られない情報が得られる可能性がある．

以上のように脳科学的アプローチによって，現在までに得られていない新しい知見を得ることができる可能性がある．つまり，これまでは消費者の意思決定プロセスはブラックボックス化されており，そこに光を当てて明らかにすることが脳科学的アプローチの神髄である．しかし，これは自分すら知りえなかった自身の中味を覗いている行為であり，無意識化での行動や心理までもがデータ化されてしまうということである．脳はいまだに神秘的で神聖な部位である．その部分をどこまで白日の下に晒していいのか，常に注意を払い続ける必要がある．また現段階では科学的手法を用いて，既知の事柄や市場調査でわかるようなことを確認しているにすぎないが，使い方によっては消費者に購入

を促す広告・宣伝で一種のマインドコントロールを引き起こしているとも捉えられかねない．いついかなるときも技術には倫理が隣り合っていることを念頭に置くべきである．また，その他の技術的問題点もある．まず，第一に脳機能イメージング機器の精度の問題である．以前に比べ発展しているとはいえ，まだ詳細な情報を得るに至っていない．第二に，神経反応は個人差や実験環境への依存が大きく，基準値が曖昧であることである．これにより，分析者の判断の恣意性がどうしてもさけられないことである．第一の問題に対しては，動物を使った侵襲的実験により，より詳細な情報を得ようとする試みもなされているが，まだ十分であるとはいえない．第二の問題に対しても実験課題を上手く設計することにより，個人差を減らそうといった研究や，学習によって個人差に対応しようとする研究が行われている．以上のような測定機器の精度向上や個人差へ対応が必要である．

最後に，脳科学を利用する側も利用される側も幸せになれる技術が開発されることが期待される．

5.4 まとめ

本章では，まず食品トレーサビリティから得られる情報から，食の安心・安全を得るための1つの考え方を述べ，トレーサビリティ情報を利用した消費者への情報提供システムの例を示した．しかし，情報やシステムは消費者の判断の手がかりにしかならず，最終的には消費者が食品に対する知識を持つことが重要になってくる．次に，脳科学的なアプローチにより，提示された情報から消費者が食品に対して感じるリスクの計測の可能性について述べた．しかし，正しくリスクを感じるためには，消費者が正しい知識を持っていなくてはならないと考える．

筆者は，人間は食品の危険性を本能的に感じ取る能力を持っているであろうと考える．もし，今後の脳科学の発展により，人間の本能的な反応を計測できるようになれば，提供される食品の情報から安全な食品を判別し，消費者に安心をもたらすシステムが実現できるのではないかと期待している．

▶参考文献◀

[1] 農林水産省,トレーサビリティ関係：
http://www.maff.go.jp/j/syouan/seisaku/trace/ (2012/1/31 アクセス)
[2] goo リサーチ,食品のトレーサビリティに関する調査：
http://reposen.jp/825/3/38.html (2012/1/31 アクセス)
[3] NTTdocomo, MobilePOP サービス：
http://www.docomo.biz/html/service/mobilepop/ (2012/1/31 アクセス)
[4] Samuel M. McClure, Jian Li, Damon Tomlin, Kim S. Cypert, Latané, M. Montague, P. Read Montague, Neural Correlates of Behavioral Preference for Culturally Familiar Drinks, *Neuron*, Vol. 44, pp. 379–387 (2004)
[5] Hilke Plassmann, John O'Doherty, Baba Shiv, and Antonio Rangel: Marketing actions can modulate neural representations of experienced pleasantness, *PNAS*, Vol. 105, No. 3, pp. 1050–1054 (2008) JAIPOP ニュース第 45 号, p. 7 (2009)
[6] 折笠 和文：新潮流：ニューロ・マーケティングの課題と問題点, 教養・学際編・研究紀要, 第 6 号 (2010)
[7] Brian Knutson, Scott Rick, G. Elliott Wimmer, Drazen Prelec, George Loewenstein: Neural Predictors of Purchases, *Neuron*, Vol. 53, Issue. 1, pp. 147–156 (2007)
[8] Anita Tusche, Stefan Bode, John-Dylan Haynes: Neural responses to unattended products predict later consumer choice, *The Journal of Neuroscience*, Vol. 30, pp. 8024–8031 (2010)
[9] Samuel M. McClure, David I. Laibson, George Loewenstein and Jonathan D. Cohen: Separate Neural Systems Value Immediate and Delayed Monetary Rewards, *Science*, Vol. 306 No. 5695, pp. 503–507 :15 (2004)
[10] Cleotilde Gonzalez, Jason Dana, Hideya Koshino, Marcel Just: The framing effect and risky decisions: Examining cognitive functions with fMRI, *Journal of Economic Psychology*, Vol. 26, Issue 1, pp. 1–20 (2005)
[11] Gui Xue, Zhonglin Lu, Irwin P. Levin, Antoine Bechara: The impact of prior risk experiences on subsequent risky decision-making : The role of the insula, *NeuroImage*, Vol. 50, Issue 2, 1, pp. 709–716 (2010)
[12] Terry Lohrenz, Kevin McCabe, Kevin McCabe, P. Read Montague: Neural signature of fictive learning signals in a sequential investment task, *PNAS*, Vol. 104, No. 22, pp. 9493–9498 (2007)

第6章 健康な生活のためのセンシング

6.1 はじめに

　我が国はすでに 2007 年度の時点で 65 歳以上の人口が 21％を越える超高齢社会に突入している．高齢化に伴って介護が必要となる方が増えることは国家的問題であるが，心身の健康を害することは本人にとって苦痛である．高齢であっても健康で明るい日々を送りたいものである．医食同源という言葉が使われる様になってから久しいが，バランスの取れた食事を取ることは人間の健康を保つための重要な条件の1つであるし，美味しくて栄養のある食事を取ることは喜びでもある．

　本章では，高齢社会における健康な生活の実現，安全な食事の保障，美味しさの追求に加え，環境に配慮した食事文化の形成を願いつつ，家庭において活躍している（あるいは将来活躍するであろう）生活に密着したセンシング技術の紹介をしたい．紹介の方法として，家庭に食品が入ってから我々の健康の維持管理に至るまでを，段階に分けて解説することとする．具体的には，家庭において食品を保存・管理する段階，その食品を調理する段階，できた料理を食べる段階，そして料理摂取による短期的・長期的な健康状態の効果確認である．この流れに沿って，6.2 節では家庭における食品の保存，管理に関するセンシング技術について紹介したい．具体的な内容としては冷蔵庫や浄水器の管理などを含む．6.3 節では，調理中の料理に対するセンシングの解説であるが，具体的にはカロリー管理，塩分管理，加熱調理管理，コレステロール管理などについてセンシング技術を中心に紹介する．さらに残飯の軽減化への取り組みなどについて紹介する．また，6.4 節では食事の状況のセンシングの紹介を行う．ここでは具体的には食事介助ロボットや咀嚼計などについて解説を加える．最後に 6.5 節では人体，あるいは生活のチェックを通しての健康の維持管理について述べる．特に最近問題になっている生活習慣病の予防管理には食生活の改善や運動が必要であるが，その効果をセンシングできれば，モティベーション

の向上にも繋がり一層の効果が期待できる．具体的な内容としては生活習慣病の概論，メタボリックシンドローム対策，高血圧対策，糖尿病対策などについて概説する．

6.2 食品の保存，管理に関するセンシング

本節では購入後食品の家庭内における鮮度管理，賞味期限管理，および品質保証に関するセンシング技術を紹介する．

6.2.1 鮮度管理

生鮮食品は鮮度が何よりも優先される．一般消費者においても青果物，水産物に対して鮮度を最優先する．このため，生鮮食品を取扱う生産者，流通業者をはじめ，外食産業，スーパーマーケット，卸売市場，農協などで働く人々は常に「鮮度」を意識しこれを追求する．では食品購入後の家庭内における鮮度管理はどうだろうか．

家庭での鮮度管理は購入後の食品類を冷凍庫，冷蔵庫へしまうことから始まる．ところが，リンゴを切っておくと褐色化する，リンゴと青菜を一緒にしまうと青菜の傷みが早いなどの経験をされた方は多いだろう．食品の品質低下の原因は，微生物の繁殖，脂質やタンパク質などの食品成分の分解・劣化・変化などがある．したがって，微生物の繁殖，食品の品質・成分変化を防ぐことは食品の保存性を高めることとなり，鮮度管理と密接に関わることが明らかである．本節では食品の鮮度管理を，食品の品質劣化の観点から概観し，その鮮度管理方法を記述する．

A．微生物繁殖による劣化

食品中に微生物が増殖し，微生物自体または微生物によって生成される有害物質の影響を受けて，食品は毒素を有するなど劣化し食すことが不可能となる．したがって，微生物による劣化を防ぐには，第一に微生物の混入を防ぐとともに，保存開始時の総菌数をできる限り少なくすることである．第二にすでに混入している微生物の増殖を防ぐことである．微生物の生育は，至適環境と

呼ばれる温度，水分，塩分，pHなどの条件がある．つまり，この至適環境を回避できれば微生物の繁殖を防ぐことが可能といえる．以下に温度，水分，およびpHに関する至適環境を示す．

　細菌の種類にもよるが，一般に0～30℃程度，カビ・酵母は10～40℃程度で繁殖する．この適温環境を外れた場合，高温下では滅菌・殺菌でき，低温下では微生物の生育を抑えることが可能となる．パン生地をこねた後の温度管理が重要となることがこの点からも読み取れるだろう．食品に含まれる水分は糖質やタンパク質と結合している水分（結合水）と，結合していない水分（自由水）とに分けられ，微生物が利用できるのは自由水である．細菌は水分約15％以下では生育できないとされているが，カビは乾燥に強く13％程度でも生育できるといわれている．pHは一般的な細菌でpH5～9程度，乳酸菌はpH3.5～8.5程度，カビはpH2～8程度で生育する．pHもこの領域を外れると微生物が生育に適さない環境となる．

B. 食品成分の変化

　食品は調理・加工・保存の過程で色変化が起こる．リンゴの切り口のように，時間経過とともに茶・黒褐色に変化するような色変化は，褐変化と呼ばれる．褐変化は，糖類の加熱によるカラメル化反応，糖とアミノ酸による糖化反応，リンゴを切って放置しておくと茶・黒色の褐変化を伴うようなポリフェノール酸化酵素による反応がある．糖化反応はメイラード反応とも呼ばれ，アミノ酸とブドウ糖などの還元糖類による反応を指し光と熱で促進される．常温でも反応は進むため，日数を経た醤油などは色が濃くなる傾向がある．ポリフェノール酸化酵素への対応は，酸素と接触させない方法が有効なため外気に触れないようにする，密封容器に入れる，また食塩でも酵素活性を止めることができるため，食塩水に漬けるなどが日常的に行われる．

　色変化以外では，たとえば脂質では酸化変性し，粘度や褐色度を増す．この酸化は光・熱・金属によって促進される．デンプンでは，水分を加えて加熱することにより不可逆的な膨潤を起こす．

C. 温度管理による食品の鮮度管理

　一般的な家庭での食品の保管は冷蔵・冷凍庫を用いた低温保管であろう．食

品の低温保管は，微生物の繁殖を抑制し，酵素反応を低下させる．一方，食品工場や物流の段階では，食品の単純な冷凍では風味の低下が起きることが多いため，様々な凍結技術が開発されている．

D. pH管理による食品の鮮度管理：酢漬け

緑茶や海苔，青菜などが時間とともに茶色になっていくのは，クロロフィルという色素が減少していくためである．クロロフィルは酸に弱く，たとえばゆでた青菜に酢を加えると茶色に変色する．したがって，クロロフィル色素を含有する食品ではpHコントロールが重要とわかる．

日本では古来より糠，塩，酢を利用した漬物を食す文化である．海外でもキムチ，ピクルス，ザワークラウトなどの漬物があり，これらはすべて保存食に位置付けられる．保存食など，食品の長期保存を達成するにはpHを下げることが重要となる．醤油，味噌に含まれる有機酸は微生物に対する生育阻止効果が大きく，また酢漬けでは低pHで生育できる人体に有用な乳酸菌が繁殖し保存性が一層増大する．糖や塩を加えることは，酵母と乳酸の発酵を醸成し保存性が増す．

6.2.2 賞味期限管理

A. 賞味期限と消費期限の違い

すべての加工食品には，賞味期限または消費期限のどちらかの期限表示が義務付けられている（一部に除外はある）．賞味期限と消費期限の違いは，賞味期限が「美味しく食べることができる期限」に対し，消費期限は「期限を過ぎたら食べない方がよい」ことをそれぞれ意味する．ただし，期限を過ぎたらすぐに食べられなくなるわけではなく，食品の劣化やその性質に大きく依存するため，期限表示を正しく理解することが重要である．

一般的に，品質（状態）が急速に劣化する食品には，安全性を欠くこととなる恐れがない期限である「消費期限」を，それ以外の（比較的品質が劣化しにくい）食品には，美味しく食べることができる期限である「賞味期限」を表示すべきと考えられている（図6.1）．したがって，消費期限が表示されるのは，スーパーやコンビニエンスストアなどで販売される弁当類，調理パン，惣菜，生菓子類，

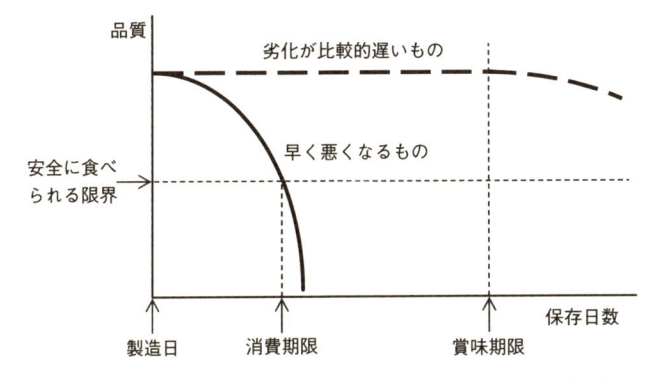

図 6.1 賞味期限と消費期限の関係性（農林水産省 HP[1] より改変）

食肉，生麺類などである．一方，賞味期限が表示されるのは，スナック菓子，即席麺類，缶詰，牛乳，乳製品など品質の劣化が比較的穏やかな食品が多い．一部の加工食品では例外的に期限表示の義務がないものもあるが [2]，詳しくは加工食品品質表示基準 (http://www.maff.go.jp/j/jas/hyoji/pdf/kijun_02.pdf) を確認されたい．なお，期限設定は容器包装を開封する前の状態で保存した場合の期限を示すものであり，どちらの期限が表示されていても一度開封したものは早めに食べることが勧められている．

B. 賞味期限の管理について

検索エンジンにて「賞味期限管理」と検索すると，相当数のソフトウェアあるいはその開発会社が表示される．どのソフトも非常に GUI に凝っており，おもな使用対象者が女性であることを意識した作りである．最近では，スマートフォンのアプリとして開発された賞味期限管理ソフトウェアも登場しており，買い物先で冷蔵庫内の食品の残り量や賞味期限を確認できる．このため，冷蔵庫内の奥底にしまい忘れた食品がなくなるなど，無駄な買い物をしなくて済むだろう．一方，賞味期限や消費期限を手動で 1 つずつ入力する必要があり，その煩雑さを軽減することが技術課題ともいえる．

6.2.3 品質保証

A. 家庭での食中毒予防

食品の品質保証として家庭での取り組みで重要な点は食中毒にならないように衛生管理を実施することである．食中毒予防の原則は，食中毒菌を"付けない"，"増やさない"，"殺す"であり，これを達成するためのポイントとして次の6点に注意することが推奨されている[3].

① 食品の購入…生鮮食品は新鮮なものを購入する
② 家庭での保存…冷凍・冷蔵が必要な食品は，持ち帰ったらすぐに冷蔵庫・冷凍庫にいれる
③ 下準備…台所を清潔に（除菌），水質管理
④ 調理…加熱調理する食品は十分に加熱する
⑤ 食事…手洗い，温かい料理は常に温かく（65℃以上推奨），冷たい料理は常に冷たく（10℃以下推奨）
⑥ 残った食品（食材）…時間が経ち過ぎたらもったいなくても廃棄

他にも注意点は多々あるが，詳細は厚生労働省家庭でできる食中毒予防の6つのポイント (http://www1.mhlw.go.jp/houdou/0903/h0331-1.html) を参照されたい．

B. 危害分析重要管理点：HACCP

厚生労働省に報告される食中毒関連事件のうち，家庭での食事が原因の食中毒は全体の約20%を占める．HACCP手法[4]は，食品工場での製造における重要な工程を連続的に管理することで，1つ1つの製品の安全性を保証しようとする衛生管理手法である．家庭でのHACCPは前述の6点を達成することとほぼ同義となる．なお，安全な食品を生産・流通・販売するために，HACCPシステムの手法を，ISO9001（品質マネジメントシステム規格）を基礎としたマネジメントシステムとして運用するために必要な要求事項を規定した，ISO22000（『食品安全マネジメントシステム－フードチェーンに関わる組織に対する要求事項 (Food safety management systems - Requirements for any organization in the food chain)』）が国際標準規格として用意されている[5].

C. 水道水管理に対する東日本大震災の影響

　家庭での品質保証は食中毒だけに気をつければよいわけではない．食材や食器を洗う水（水道水）の管理もまた重要である．日本の水道水は世界的に見てもかなり高い安全性に関する水質基準が定められており，2004年4月に水質基準が改正されている．従来の水道水質基準では，細菌感染の予防，味，臭気，着色の防止を主眼としていたが，2004年の改正では発ガンの疑いのある物質を含む一般有機化合物，消毒副生成物，農薬残留量も規制の対象に含め，「健康」という視点が盛り込まれている．

　水（水道水）に対する注目が急速に高まった背景に，未曾有の大災害となった2011年3月11日の東日本大震災における，放射性物質が水道水へ混入する事態がある．これに対し，厚生労働省は「水道水に於ける放射性物質対策について検討会」を設置し，同年6月21日に中間報告がまとめられている．要点は，今後の見通し，水道水中の放射性物質の低減方策，および水道水のモニタリングの3点に絞られている．

　今後の見通しは，水道水中の放射性物質の濃度が検出下限値未満または微量である状況で推移していることなどから，今後，東京電力福島第一原発から大量の放射性物質が放出されない限り，摂取制限などの対応を必要とするような影響が水道水に現れる蓋然性は低い（可能性は少ない）．放射性ヨウ素の半減期が8日間と短期間であることや，放射性セシウムが容易には地下に浸透しないことからすると，地下水を水源とする水道に影響が現れる蓋然性は低い．

　水道水中の放射性物質の低減方策は，放射性ヨウ素については，濃度上昇が見られた場合に限定して活性炭投入などを行う．放射性セシウムについては，浄水施設での凝集沈殿や砂ろ過などにより，濁質（濁りの成分）とともに除去が可能なため，濁度の管理の徹底に努める．

　水道水のモニタリングは，原子力緊急事態が依然として収束しておらず，これから事故発生後初めての梅雨や台風襲来期を迎えることなどから，当面の数か月間は，現行のモニタリング方針を一部変更した上で継続することが適当となる．その後のモニタリング方針は，検査状況や関係都県ごとの検査体制の整備状況を踏まえ，あらためて検討する．さらなる詳細については，「厚生労働省水道水における放射性物質対策について検討会報告（中間取りまとめ）」がまと

まっており，そちら (http://www.mhlw.go.jp/stf/shingi/2r9852000001g9fq.html) を参照されたい [6].

6.2.4　実用化されている食品の保存，管理に関するセンシング技術
A.　冷蔵庫内でのセンシング

家庭において食品の保存，管理に冷蔵庫・冷凍庫は欠かすことができない家庭用電化製品である．では，冷蔵庫・冷凍庫に求められるセンシング技術は何があるだろうか．ここまでに述べたように，低温・一定湿度環境を保つことで微生物の繁殖，光による褐変化をそれぞれ防ぐとともに，(1) 食品の酸化を低減しつつ，(2) エチレンガスを除去し，(3) 賞味・消費期限管理ができることは1つのセンシング技術を開発する方向ともいえる．

　野菜や果実は貯蔵中であっても呼吸を行うため，酸化による品質低下は不可避である．したがって，酸化による食品の劣化を防ぐには冷蔵庫内の貯蔵大気を制御できればよい．この点は人体の呼気ガス分析装置などに応用されるなど，既に確立された技術で CA(Controlled Atmosphere) 貯蔵と呼ばれる．呼吸を抑制するガスとしては，炭酸ガスや窒素ガスが使われる．ただし，ガス成分比は貯蔵する食品に応じて変える必要があり，たとえばリンゴは炭酸ガス2～8％：酸素3～4％，じゃがいもは炭酸ガス2～5％：酸素3～5％が用いられる．

　冷蔵庫内のガス制御では，前述のガス成分比を変える方法とは別のアプローチとして，果実が生成するエチレンガスを除去して鮮度を保つ方法もある．慶應義塾大学理工学研究科の白鳥らは一連の研究の中で，「エチレンガス用吸収材と梱包材：特許第3218032号 [7]」，「エチレンガス除去方法と濃度制御方法：特許第3250196号 [8]」，および「エチレンガスセンサと定量方法：特許第3250197号 [9]」を開発し，エチレンガスの濃度測定を可能とした．この技術を簡単に説明する．植物体内にはエチレンを代謝するために2つの活性部位（これを活性部位ⅠおよびⅡとする）がある．活性部位Ⅰではエチレンが酸化されてエチレンオキサイドに変換され，さらにエチレングリコールを経て二酸化炭素まで酸化される．活性部位Ⅱではエチレングリコールに変換後，さらに，グルコースと結合してエチレングリコール・グルコース結合体を生成する．このうち活性部位Ⅰの機序が重要で，エチレンはエチレン酸化酵素（エチレンモノ

オキシゲナーゼ）によりエチレンオキサイドに変化し，エチレングリコールを経て，二酸化炭素まで代謝される．つまり，エチレンを無毒化するにはエチレンを酸化させるエチレン酸化酵素（エチレンモノオキシゲナーゼ）が用意できればよく，これが竹酢液溶液中に含有されることを確認し，エチレンガスセンサとして実用化している．さらに，エチレンを酸化させることで生じる二酸化炭素は，エチレンモノオキシゲナーゼ活性をさらに増加させる作用を有するなど，回生性を有する点も本技術の有用性が高いと期待される [7-9]．詳細は各特許出願書類を参照されたい．

冷蔵庫内の賞味期限・消費期限管理技術は，冷蔵庫の入出庫管理データベースとして構築されている．情報サービスシステムおよびサーバ装置として，たとえばホーム IT システム FEMINITY（東芝）[10] は，各家庭での食材の流れに関する情報を把握できるようにするとともに，その情報を発信することで各家庭に相応のメリットが生じる．双方向型の冷蔵庫入出庫管理データベース技術を開発している（特開 2003-263543）[11]．2003 年 4 月に経済産業省より発表された「e-Life イニシアティブ（基本戦略報告書）」では，2007 年までに複数の情報家電を全世帯に普及させることを目的とした．これに牽引されるように，各社からネットワーク社会を実現するために様々な取り組みがなされた．中でも，食品分野では RFID（富士通）や IC タグ（京セラミタ）によるトレーサビリティが確立された．この技術応用として，すべての食品に IC タグを貼付し，家庭では冷蔵庫に読み取り機を取り付けておく．結果的に購入後食品のトレーサビリティが達成されるとともに，当該食品に事故が生じた場合は速やかに事故情報が消費者あるいは消費者宅の冷蔵庫に通知される（特開 2006-139551）[12]．この技術は今後様々な分野で展開されることが期待できるが，個人情報の利・活用に関する方針や責任を明確にするとともに，消費者のプライバシー問題を解決する必要があるだろう．

B. 米びつの管理

米びつに購入した米を移し変えたとき，保存状態が悪い，または食べきるまでに長期間を要したりすると，虫がわいてくることが散見される．いろいろな種類の虫が発生するが，米のヌカの部分に卵を産むものと，米粒の中に卵を産

むタイプに大別される．米ヌカ部に卵を産むタイプはノシメマダラメイガが主で，ビニール袋程度は食い破ることができる．一方，米の中に卵を産むものはコクゾウムシが主で，精米工程での熱程度では死滅できない．したがって，密閉できる容器を米びつとするとともに，虫の成育に適さない温度環境（低温環境）で米を保存することが肝要であろう．

　米びつの管理方法に，冷蔵庫内で保管する方法がある．この場合，密閉されていることは最低条件だが，低温環境となるため虫の成育には不適となり，湿度も一定に保たれるため，米の保存方法として有用となる．したがって，米びつの管理に求められるセンシング技術は米びつ内の温度，湿度ということになるだろう．ただし，センシング機能を持つような米びつは，冷蔵庫内を占める体積が大きくなると予想されるため，よりアナログな手法ともいえるが防虫剤や，にんにく，唐辛子を入れておくことも有効であろう．いずれにせよ，虫がわくということは逆に考えれば農薬が残っていないということである．きちんと対策をとって，美味しいお米を食べたい．

C. 浄水器

　水道水管理に浄水器は欠かせないものといえる．浄水器は水道水に含まれる物質を除去するものを指し，水道水の中に含まれる残留塩素やトリハロメタンなどの物質を除去または減少させる機器のことである．2002年4月から，経済産業省の「家庭用品品質表示法」に基づく浄水器の品質表示が義務付けられている．品質表示を行う対象となる浄水器は，(1) 水道水を用いるもので，(2) 飲用に供する水を得るために使用され，(3) 水道水中の残留塩素およびその他の物質を除去または減少させる機能を有するものである．品質表示項目は，材料の種類，ろ材の種類，ろ過流量，使用可能な最小動水圧，浄水能力，ろ材の取替え時期の目安，および使用上の注意，の7項目となっている．

　家庭用浄水器の主要機能は，活性炭の持つ多孔質な表面で，化学反応や吸着力をはたらかせ，残留塩素やカルキ臭，カビ臭，有機物を取り除き，ろ過膜（中空糸膜）で一般細菌やカビ類，赤サビなどを取り除くことである．主要機能を簡単にいうと，水道水をろ過し，美味しく安心・安全な水をつくることとなる．また，本来は水道水としての水道基準を満足しないような一般細菌の除

去，大腸菌類やクリプトスポリジウムも除去可能である．

したがって，浄水器に求められるセンシング技術は，水道水中の各種細菌類の残留量，ろ過効率・効果低下時におけるろ過機能部のメンテナンス喚起であろう．

6.3 調理におけるセンシング

調理は，食事計画に始まり調理操作を経て完成された食べ物を食卓に提供するまでの，あらゆる内容を含んでいる．人が健康を保ち快適に生きていくためには，安全で，栄養のバランスのとれた，美味しい食べ物が必要で，これをより効果的に遂行するために決め手となるのが調理である．調理は文化などによっても大きくその内容が異なり，歴史とともに継続的に変化していく．また，精神的な健康にも深く関連しており，個人の食嗜好を形成する．人は生理的欲求だけではなく，生活文化に基づく価値判断で食べ物を選択している．その最終価値を決める調理の仕事は，人間生活のあり方に直結し食生活の未来にも大きく関わっている．

一方で，時代とともに理論的な研究の必要性が次第に認識され，いまでは食の社会化，大量化などに象徴される時代の変容に伴って，科学的研究が不可欠になった．

調理科学は，人間生活に深く関わる調理を対象とし，その研究には自然科学のほか，人文・社会科学的なアプローチも必要で，それらを統合して法則性を見いだし，体系化を図る努力が続けられている．

また，調理の意義には安全性の確保，栄養の消化吸収を補助するもの，美味しさを創出することが挙げられる．まず安全性の確保は，すべての食物がそのまま食することができるとは限らないために，食材が有する，または付着している毒物の除去や無毒化が加熱操作などによって行われることが必要である．これはフグの卵巣除去や殺菌のための加熱などが挙げられる．栄養の消化吸収を補助する意義もあり，調理過程で切る，刻む，すり潰すなどの操作で胃腸による食物の消化吸収を補助することができる．また，植物は加熱により組織構造が変化して消化吸収されやすくなる．ただし，ビタミン・ミネラルなどの微

量成分は調理中に失われてしまう場合もある．美味しさを創出することも重要な調理の意義である．美味しさは個人の味覚や外観など多様な要素が関わっており，これを追求することが調理の究極的な目的とも考えられる [13]．

本節では，一連の調理過程において必要な情報を人の感覚では感じ取ることができないため，適切な尺度を設けたセンサやカメラなどを用いて，ちょうど良い加減に調節できる電子機器を紹介し，最後に健康的で環境にやさしい食生活のあり方にふれる．

6.3.1 栄養管理とセンシング

近年，がん，心臓病，脳卒中，糖尿病などの生活習慣病の増加が国民の大きな健康問題となっている．これらの疾病は食事，運動，休養などの生活習慣と密接な関連にあることから，健康的な食生活の実践など，生活習慣を見直すことを通じ，疾病の発症そのものを予防する「一次予防」の推進が重要となっている．

食生活は，健康の保持・増進，疾病予防の基本であり，栄養状態を適正に保つために必要な栄養素などを摂取することが求められている．また，美味しさや楽しさなど食事に求めるものは多様で，精神的に満たされることも重要な要素となっている．エネルギーおよび各種栄養素摂取の過剰や偏りによる肥満，糖尿病，高脂血症，高血圧症などの増加は，各種疾病の発症に大きくかかわる（図 6.2）．肥満は特に男性の増加が著しく，また，小児期においても肥満の増加がみられるなど，生活習慣病の若年化も懸念されている．

このような生活習慣病が増加する昨今，日常の栄養管理が重要になってきている．健全な食生活の基本はあくまでも，主食，主菜，副菜をバランスよく摂ること．「健康食品」から一部の栄養成分などを摂取することだけで，健康を維持することはできない．「健康食品」は，食生活で十分に摂取することが難しい栄養成分などを補給する，食生活に対する補助的な役割のものと考えるべきである．

そこで，厚生労働省と農林水産省が検討を行い，誕生したのが「食事バランスガイド」である（図 6.3）．「食事バランスガイド」は，食事の望ましい組み合わせやおおよその量をわかりやすくイラストで示し，健康な方々の健康づく

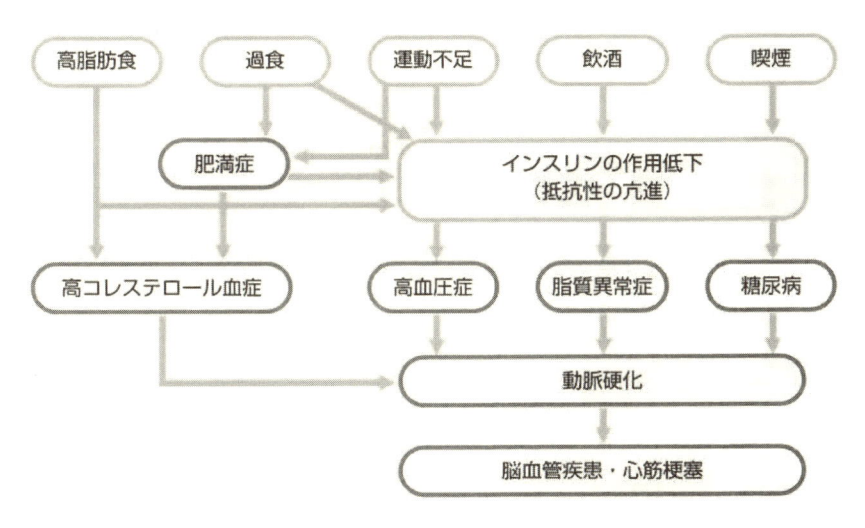

図 6.2 生活習慣病の危険因子と疾病の関係（講談社サイエンティフィクおよび著者の許可を得て掲載）[14]

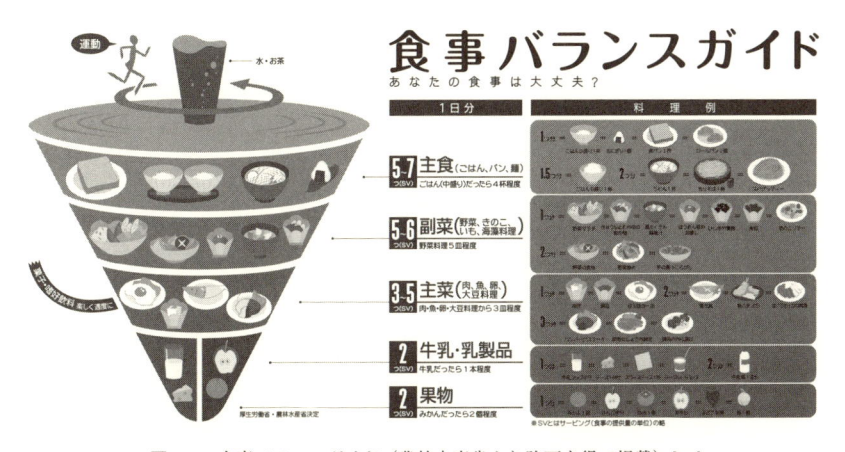

図 6.3 食事バランスガイド（農林水産省より許可を得て掲載）[15]

りを目的に作られたもので，食事の適量（どれだけ食べたらよいか）は性別，年齢，身体活動量によって異なる．コマのイラストは，2200±200kcal（基本形）を想定した料理例が表現されている．身体活動量が「低い」成人男性，活動量が「ふつう以上」の成人女性が1日に食べる量の目安になる．自分の適量

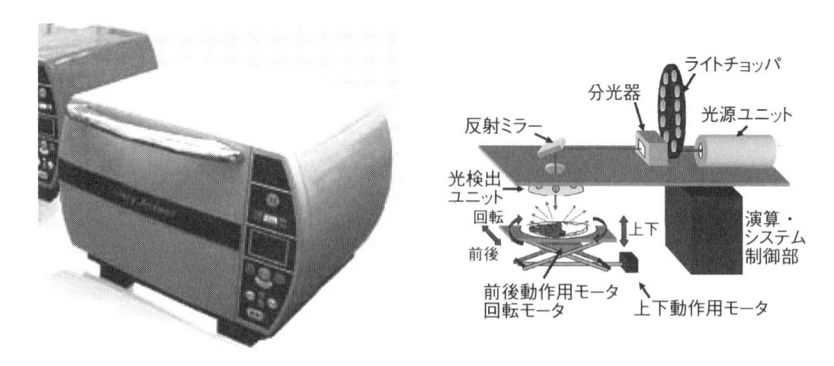

図 6.4 食品カロリー測定器（㈱ジョイ・ワールド・パシフィック社製カロリーアンサー，(有) 夢健工房社より許可を得て掲載）．左：カロリーアンサー外観写真，右：カロリーアンサー概要図 [16]

カロリーアンサーは大きく分けて光の照射部，検出部，演算部で構成されている．
照射部：白色光より近赤外線領域の光を取り出す（分光）．
検出部：食品，食材に照射されて浸透し返ってきた光を検出し電気信号に変換，増幅する．
演算部：照射光と検出光を比較演算し，カロリーやその他成分値を計算する．また測定する食品・食材の情報をより多く取得するために，テーブルの回転，上下，前後動作といった動作制御も同時に行う．

はチェックチャートで確認することができる．なお，日本人の食事摂取基準（2010年版）が策定されたことから，「食事バランスガイド」の見直しの必要性について検証などが行われ，改訂された [15]．

こうした状況から，栄養バランスが整った食事を日々摂取するには，日本食品標準成分表（食品成分）をもとに計算することになるが，日々毎食となれば手間がかかる．また，個人で栄養士の指導を受けることは，現時点では身近に普及していない．そこで，このようなニーズに応える手段がいくつか開発されたので紹介する．

まず，近赤外線分光分析法を用いて栄養を管理するカロリーアンサーは，ジョイ・ワールド・パシフィック社と（独）青森県産業技術センターが共同で開発した食品カロリー測定器である．近赤外線を食品に照射すると，糖・脂肪・タンパク質に吸収された光と反射された光をコンピュータで測定し，カロリーに演算処理するというしくみである．装置測定庫内に食品を，生でも加工済みでも単品でも複合でも容器に入れて，測定ボタンを押すだけで，1～3分程度の時間に非破壊非接触でカロリーの測定ができる（特許4104075号：商標登

録第 4801057 号）[16].

　次は写真法による栄養管理方法を紹介する．これまでの食事調査の方法には食事記録法をはじめとして，24 時間思い出し法，食物摂取頻度調査法，食事暦法，陰膳法（分析法）などがある．近年は，調査対象者の負担を軽減した食事記録法の 1 つの方法として写真法が開発され，栄養士が推定した栄養摂取量の妥当性や制限性について報告されている．

　写真による食事調査は食事記録の代わりに食事前に写真を撮り，料理写真画像から食品名と重量を推定し栄養量を算出するため，対象者への負担が軽いことから調査による食事摂取への影響が少ない反面，料理によっては写真による情報だけでは食材および重量の推定が難しく，栄養士間の評価に誤差が生じるといった問題点も先行研究において報告されている．また，携帯電話のカメラで食事の写真を撮影し，Wellnavi や携帯電話のカードにデータを入力し，ステーションに送付し，栄養士が推定した栄養摂取量の妥当性や再現性について研究されている．さらに，身近な携帯電話で日々の食事を撮影してメモ書きと一緒にメールに添付して，管理システムに送付し，写真から食品名と重量を推定する訓練を受けた栄養士が，料理データベースを主にしてエネルギーおよび栄養素の推定を行うケータイ栄養管理システムが報告されている．本システムには，調味料は画像からの視覚情報だけでは判断が困難な食品であり，石原らは調味料の相関係数は低く，推定値も過大評価されるものが多いなどの課題を挙げている．

　しかし，生活習慣病などで継続的に栄養指導が必要な場合には，通常の秤量記録法を個人で行う場合，対象者の負担が大きく不向きである．そこで，本システムのような端末を用いた写真法であれば，手軽に食事記録が行え，栄養士などとの面接指導時にも画像を活用することができる．海老原らは就労者向けの健康教育支援プログラムへの応用を報告しており，秤量記録法とは違い，調理に関心のない対象者にも容易な記録法であり，携帯電話で撮影した写真をメール送信できる方であれば，小学生から高齢者まで幅広い対象者に応用が期待できる．本システムを用いた写真法を食事記録法として普及させるには，それに携わる栄養士に対する教育用ツールの開発が急がれる [17], [18].

　続いて，料理メディアによる栄養管理がある．そもそも料理とは食材や調理

方法に関する豊富な経験と知識，状況に応じた適応的対応を要する知的創作活動であり，五感を総動員して初めてなし得るものである．料理という対象を扱ったマルチメディアコンテンツを料理メディアと称した研究も進められている．一般に料理メディアを処理する際には各種センサ情報を用いる必要があるが，視覚的情報が特に重要であるため，画像・映像を用いることが多い．料理メディアに関する研究は大きく3つに分類される．

(1) 記録系：ライフログ的な調理作業や摂食の履歴を扱うものや，調理手順の説明映像を自動撮影するもの．食事ライフログ，フードログ(FoodLog)
(2) 解析系：台所の実環境・調理作業の進行状況を各種センサにより解析するものや，料理番組を対象として解析と構造化を行うもの．調理動作の検出，分類
(3) 支援系：調理作業を支援するインターフェースに関するもの．料理支援のためのユーザー教示モデル Interaction Reproducing Model(IRM)

栄養管理に関連する食事ライフログには，(1)のFoodLogがある（図6.5）．これは，食事行為に焦点を当て，ユーザーが撮りためた画像から食事状況を可視化できるシステムである．最終的に食事ログを通した健康管理への貢献を目指している．本システムは3つの機能を有する．①撮りためた食事画像とその他の日常画像とを分類する．②食事画像がどのような食事バランスかを推定する．③それらのデータを可視化する．ユーザーは食事画像を撮影することと，時折画像解析の間違いを訂正することで，自らのマルチメディア食事記録を作ることができる[19]．FoodLogサービスは東京大学大学院情報学環・情報理工の相澤研究室にて研究開発された画像解析を基礎技術とし，クラウドリソースを活用したWeb APIとして提供している[20]．個人が毎日続けられる身近な手法であり，本手法の普及が期待される．

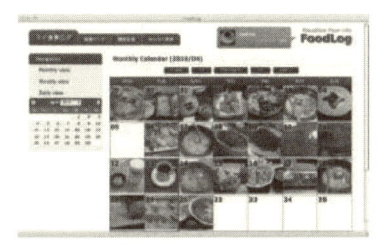

サイトにアップされたさまざまな写真の中から，食事にまつわる写真を画像認識で抽出します．

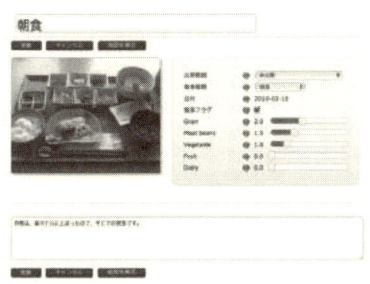

食事バランスガイドに基づく，主食・副菜・野菜・果物・乳製品の5つの項目がどれだけ画像内に含まれているかを推定します．（手動で変更可能）

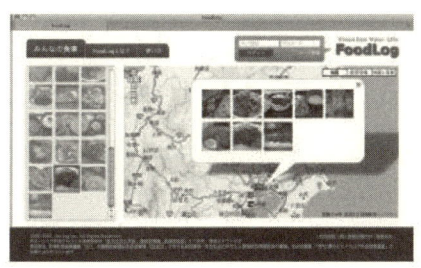

「みんなの食事」画面では，他のユーザが投稿した食事画像を閲覧可能．同じ日に他の人が何を食べているのか，記念日の食事等が見られることで，レシピの幅が広がったり，健康情報の交換をしたり，新しいコミュニケーションが生まれることでしょう．

※参照画像は開発中のものです

図 6.5 FoodLog の仕組みと機能について（foo.log 株式会社より許可を得て掲載）[20]

6.3.2 食品中の塩分管理とセンシング

　高血圧症は日本人に最も多い生活習慣病であり，その大部分は本態性高血圧症である．最高血圧は男女とも加齢とともに上昇し，それに伴い高血圧者の割合も増加している（図 6.6）．特に成人期の男性は外食による食塩やアルコールの過剰摂取，ストレス，運動不足などの生活習慣の乱れから肥満になり，高血圧症を合併しやすい．高血圧症で肥満の人が BMI を 1 減少させると，2mmHg の血圧低下が期待できることから，生活習慣の改善が重要である [14]．

　厚生労働省が定めた「日本人の食事摂取基準」（2010 年版）では，食塩摂取

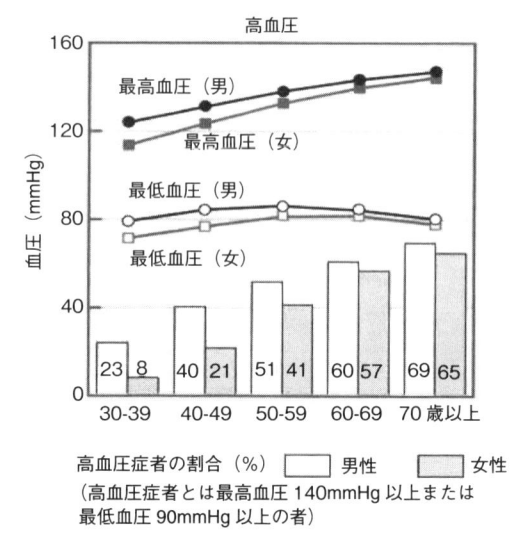

図 6.6　高血圧症の発生頻度（厚生労働省健康局総務課生活習慣病対策室，第 5 次循環器疾患基礎調査結果（平成 13 年 6 月発表）より改変，許可を得て掲載）[14]

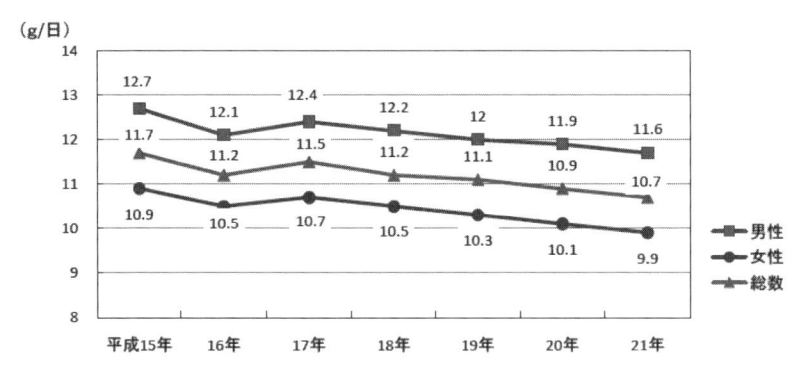

図 6.7　食塩摂取量の平均値の年次推移（20 歳以上）（平成 15〜22 年）（厚生労働省より許可を得て掲載）[21]

量の1日あたりの目標量は成人男性が 9g 未満，女性が 7.5g 未満である．また，高血圧で治療している人は，1 日 6g 未満にすることが勧められている．最近は減塩を心掛ける人も多く，日本人の食塩摂取量は次第に減っているが（図 6.7），21 年度国民健康・栄養調査の結果によると，70%の人が目標値より多く

6.3 調理におけるセンシング　125

表6.1 食塩の摂取状況（20歳以上）（厚生労働省より許可を得て掲載）[21]

男性	9.0g 未満	9.0g 以上
人	1,054	2,280
%	31.6	68.4

女性	7.5g 未満	7.5g 以上
人	1,161	2,734
%	29.8	70.2

※食塩摂取量（g）＝ナトリウム摂取量（mg）×2.54/1,000

食塩を摂取している（表6.1）[21]．味覚上の良い塩加減を食した結果がみてとれる．食塩の取りすぎは高血圧をはじめとした生活習慣病に深く関わるので，注意が必要である．

長い年月をかけて形成された私たち自身の味覚は，その時々の体調の影響も受け，健康的な塩加減を感じ取ることは容易でない．そこで，食品中の塩分量を測定するため，各種原理による測定器が開発された．代表的なものとして次のようなものがある．

(1) 塩化物イオンを測定して NaCl 換算するもの
(2) ナトリウムイオンを測定して NaCl 換算するもの
(3) 導電率を測定して NaCl 換算するもの
(4) 水の屈折率を測定して NaCl 換算するもの

一般家庭で味噌汁やラーメンなどの汁物に含まれる塩分濃度の測定器について2つ取り上げる．スプーン形状のタニタ社製しおみスプーンは塩分濃度範囲0.6～1.2%で，濃度により3段階の表示で手軽に測定できる（図6.8）[22]．卵形状の佐藤計量器製作所社製みそ汁チェッカー塩たまごは，受け皿にみそ汁を入れ卵形状の本体をのせるだけで濃い味か薄味かを測定できる（図6.9）[23]．

また，厨房向けには用途毎にアタゴ社製の測定器を紹介する．みそ汁，調味液の測定用としてはサンプル液を少量入れるだけで，塩分%（g/100g）を測定できるカップ型電極を採用した電導度式の塩分計がある．レストランや給食現場での塩分測定，病院での栄養指導などに使用するための塩分計である（図6.10）．また，海産物の測定用としては，電子塩分計の中にひもの用塩分計があ

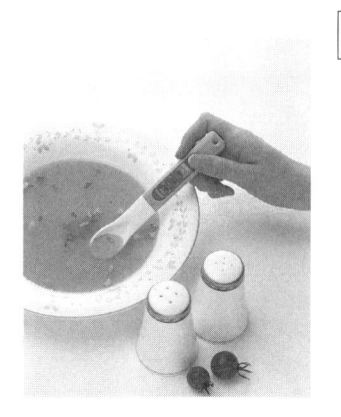

図 6.8　しおみスプーン（タニタ社より許可を得て掲載）[22]

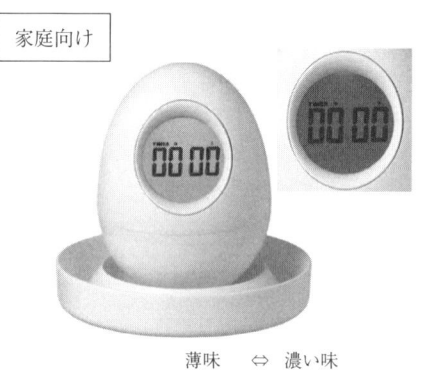

図 6.9　塩たまご（㈱佐藤計量器製作所社より許可を得て掲載）[23]

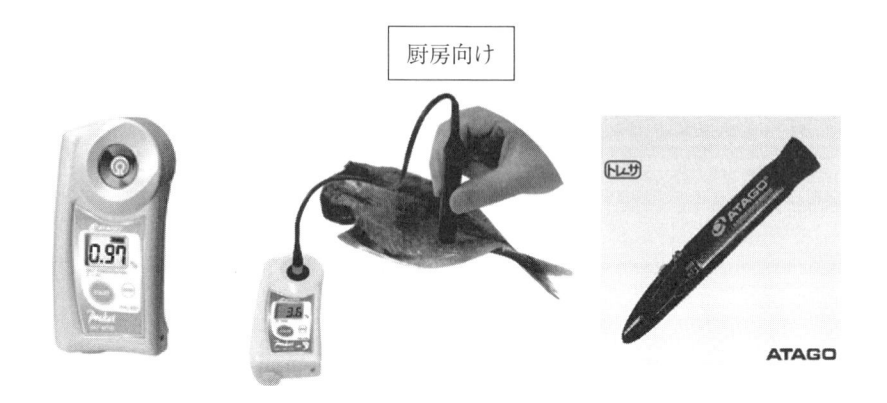

図 6.10　ポケット塩分計　　図 6.11　ひもの用塩分計　　図 6.12　漬物用塩分計
　　　　　（㈱アタゴ社より許可を得て掲載（図 6.10, 6.11, 6.12））[24]

る．魚肉に特化した塩分計で塩鮭などの塩蔵品やひらきなどの塩干品の塩分を簡単に測定できる．電気伝導度と分析法の相関から干物の塩分に特化した表示データを作成しており，データは千葉県水産総合研究センターの実測に基づくデータを採用している．細い針状のセンサ部を魚肉に差し込むと魚肉に浸透している塩分％をたった3秒でデジタル表示する（図 6.11）．さらに，漬物の仕込み時の測定には，塩分や酸に強い食塩濃度屈折計などがある（図 6.12）[24]．

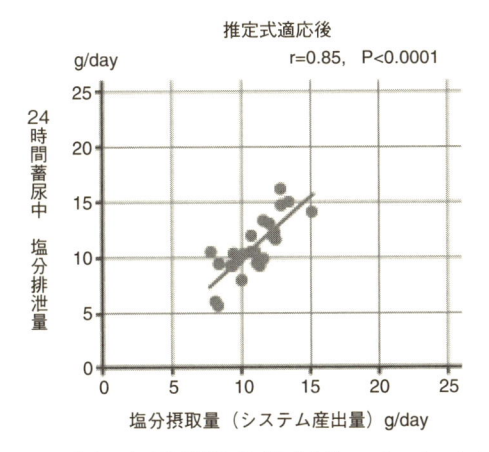

図6.13 減塩指導システム算出による塩分摂取量（株式会社マッシュルームソフト社より許可を得て掲載）[25]

　東北大学大学院の今井教授が開発した減塩指導システムは，問診と思い出しによる1日分の食事内容を入力し，対象者の1日の塩分摂取量と栄養素摂取量を診断する塩分栄養診断である．年齢，労働，塩分の嗜好，地域などの情報を用い，24時間尿中塩分排泄量との相関性を高めるアルゴリズムを導入したシステムである．料理データは地域性を考慮した約1000件（料理写真付き）が収録され，家食，外食，コンビニ，手作り弁当など，バリーエーションが豊富である．また，料理の調味料選択を詳細に設定できる．塩分摂取量（図6.13）を中心とした，わかりやすい結果表が印刷でき，結果はCSV形式で自動エクスポートできる．タッチパネル端末（スレートPC）に対応され，楽しく問診できる[25]．

6.3.3　食品中のコレステロール管理とセンシング

　コレステロールは脳神経や筋肉の働き，細胞膜やホルモンの生成に不可欠な物質で，多くは肝臓で合成される脂質であるが，一部は食事から摂取している．健常者は食事から摂取する量が少ないと，体内で合成される量が増加し，逆に多く摂取すると体内合成量が減るよう保っている．この調節が機能しないと，血液中の脂質（コレステロールや中性脂肪）が異常値を示す脂質異常（高

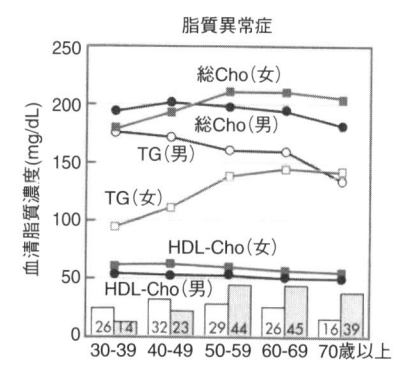

図 6.14 年代ごとの脂質異常症の発生頻度(厚生労働省健康局総務課生活習慣病対策室,第 5 次循環器疾患基礎調査結果(平成 13 年 6 月発表)より改変,許可を得て掲載) [14]

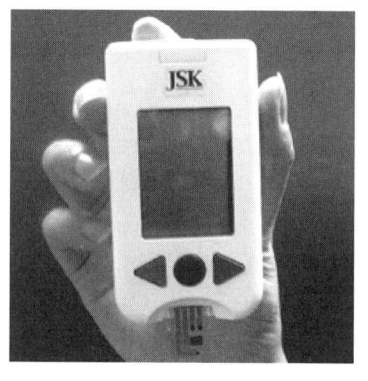

図 6.15 コレステロール濃度測定器(日本制禦機器株式会社社製コレステウォッチャー,同社より許諾を得て掲載).測定器本体に分子鋳型センサを挿入した様子.(測定器原理:電気化学,コレステロールセンサ:分子鋳型センサ)[26]

脂血)症となる.その発症は,30〜40 歳以上は男性の割合が高いが,50 歳代以降は女性が閉経に伴い総コレステロールやトリアシルグリセロールが増加するため,約半数の女性となっている(図 6.14).脂質異常症体質の場合は,コレステロールの摂取を控えることも必要となる.ここで,食品中のコレステロールの測定について紹介する.

食品中のコレステロールを管理する方法として,大阪府立大学と日本制禦機器株式会社が共同で開発したコレステウォッチャーがある.これは,分子鋳型 (Molecular Imprinting) の高感度な新方式であり,機器(キット)を基盤技術として小型化することで,日常の食品製造現場で食品中のコレステロール濃度を簡便に計測できる機器である(図 6.15).

従来,食品の含有成分分析には高速液体クロマトグラフなどの高価な特殊機器が必要なことと測定にも研究室レベルの設備や人材を要するため,食品製造現場での計測は非常に困難であった点を克服した.食品メーカーや鶏卵業者での低コレステロール食品の開発や製造,品質管理を容易にした.健康食品など

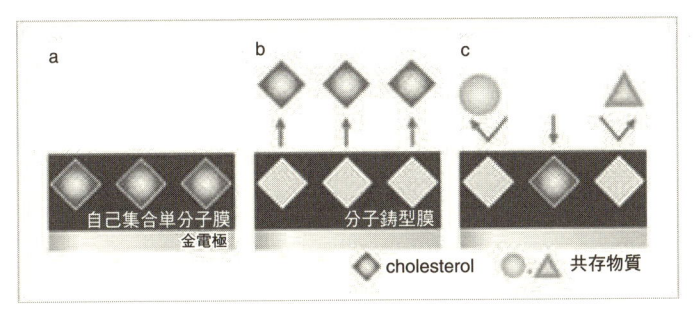

図6.16 センサ原理：金電極表面の自己集合単分子膜にコレステロール分子を混入させた膜を作製し，(a) この膜からコレステロールの分子のみを取り出すことで膜中にコレステロール分子の型を作成する．(b) この膜をコレステロールが含む溶媒に入れると，コレステロールは分子の型が一致して膜の中に取り込まれ，それ以外は検出しない．(c) 取り込まれた分子数を電気化学的測定により数値化する（日本制禦機器株式会社より許可を得て掲載）[26].

$$コレステロール + O_2 \xrightarrow{コレステロールオキシダーゼ} \Delta^{4-}コレステノン + H_2O_2$$

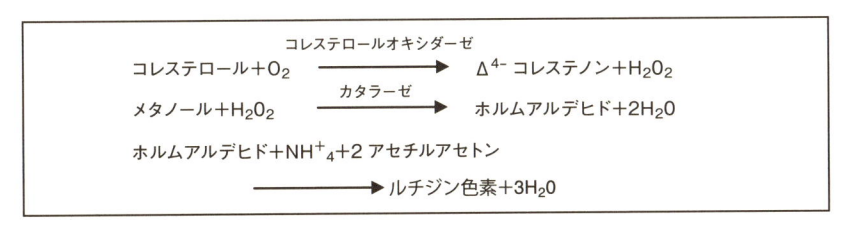

$$メタノール + H_2O_2 \xrightarrow{カタラーゼ} ホルムアルデヒド + 2H_2O$$

$$ホルムアルデヒド + NH^+_4 + 2\,アセチルアセトン \longrightarrow ルチジン色素 + 3H_2O$$

図6.17 酵素法による食品分析の反応式（株式会社ジェイ・ケイ・インターナショナル社製Fキットコレステロール，同社より許可を得て掲載）[27]

の高付加価値食品の開発を促進し，健康社会実現の基盤製品として普及していくだろう [26].

　酵素法による食品分析は，卵，卵製品などの食品，エッグリキュール，麺類，パン製品，脂肪，オイル，肉製品，化粧品などの製品中のコレステロールの定量を実現している．コレステロールは動物ステロイドで一番重要なもので，すべての動物脂肪で見られる卵黄の重要な成分である．その内容量は相対的に一定であるため，卵黄を含む食品の卵量の測定にしばしば用いられる．コレステロール量はコレステロールオキシダーゼの酵素反応で生成する過酸化水素量を測定することにより求められる．また，生成する過酸化水素にアルコール存在下でカタラーゼを作用させて過酸化水素と等量のアルコールをアルデヒドに変換する比色法が用いられている（図6.17）[27].

6.3.4 加熱調理に関するセンシング

　電気から熱エネルギーを発生させる電気加熱方法の代表例として電子レンジを取り上げる．電子レンジは発熱体を用いない調理器である．非常に高い周波数の電波を物体に照射すると，その物体が電気の絶縁体（誘電体）である場合は，その中の水の分子（永久電気双極子）の衝突摩擦によって発熱作用が起きる．この発熱作用を応用した高周波誘電加熱方式が，電子レンジ（マイクロウェーブ・オーブン，microwave oven）である（図 6.18）．

　家庭用電子レンジは 2,450MHz といったマイクロ波を食品に照射することにより，食品内の水の分子が，1 秒間に 24 億 5,000 万回の振動から発熱することを利用している．

　水の分子を構成する酸素原子と水素原子の配置は分子の中で非対称（酸素原子 O を中心に，"く"の字型に折れ曲がった構造）であり，プラスとマイナスの電荷分布が均一でなく，わずかながらプラスとマイナスに偏った電気双極子となっている．この水分子に高周波の電界を加えると，電界の反転に応じて電気双極子である水分子も回転・振動し，互いに摩擦しあって熱を発生する．マイクロ波の周波数が水の分子の固有振動数 2,450MHz に一致すると，マイクロ波のエネルギーを最も効率よく吸収するようになり，食品の全体が同時に発熱調理される（図 6.19）．プラスとマイナスの電荷を帯びていない分子（無極性分子）や振動しにくいガラスや陶器などの物質（固体）には，マイクロ波が透過されているため影響が少なく，感熱されにくい．

　誘電加熱方式の分類では，単機能タイプはレンジ機能のみのものを電子レンジという．多機能タイプとは，レンジ機能にオーブン機能，グリル機能やスチーム機能などを付加したものである．また，これらの機能を複数組み合わせ，マイコンとセンサにより各種制御を行い，自動的に調理できる．

　センサは，食品のでき上がり状態や食品の重さなどを検知してその情報をマイコンに送り，的確な制御を支えている．各センサはメーカーによって，あるいは機種によって採用が異なる．ここでは温度センサ，気体センサ，湿度センサ，赤外線センサ，重量センサを紹介する．

　温度センサ（サーミスター）は，オーブングリル調理時に使用され，加熱室

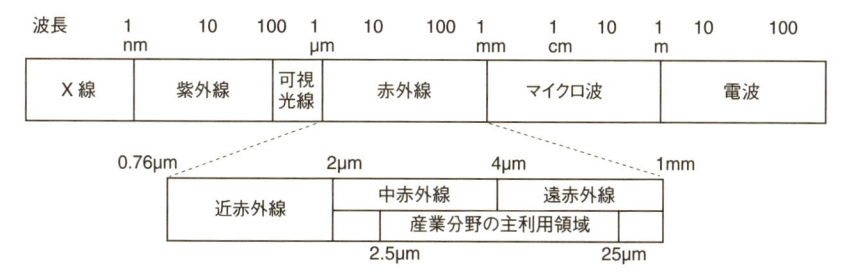

```
波長    1       10      100     1       10      100     1       10      1       10      100
        nm                      μm                      mm              cm              m
┌───────┬───────┬───┬───────────┬───────────────┬───────────────┐
│ X線   │ 紫外線 │可視│  赤外線   │   マイクロ波   │     電波      │
│       │       │光線│           │               │               │
└───────┴───────┴───┴───────────┴───────────────┴───────────────┘
```

0.76μm   2μm   4μm   1mm

```
┌───────────┬───────────┬───────────┐
│  近赤外線  │  中赤外線  │  遠赤外線 │
│           ├───────────────────────┤
│           │   産業分野の主利用領域 │
└───────────┴───────────────────────┘
         2.5μm                  25μm
```

図 6.18 電磁波の波長（一般財団法人 家電製品協会より許可を得て掲載（図 6.20, 6.21, 6.22, 6.23, 6.24, 6.25, 6.26, 6.27））[28]

2,450MHz

⊕ ⊖ : 電気を帯びた食品分子   ⊖ ⊕ : 電気を帯びた食品分子

(((((((: マイクロ波

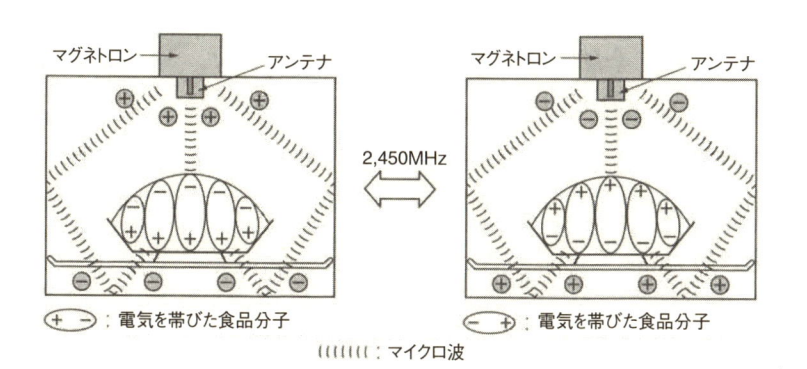

図 6.19 加熱原理

の温度を検知して，設定した調理温度になるように，ヒーターを制御するための情報をマイコンに送る．気体（ガス）センサは，レンジ調理時に使用され，食品加熱時に発生する蒸気，煙，ニオイ（イースト臭，アルコール臭など）のガス濃度やニオイの種類を検知し，出来上がり状態や食品の種類を判別する情報としてマイコンに送る．湿度センサは，レンジ調理時に使用され，食品加熱時に発生する蒸気量を検知し，でき上がり状態を情報としてマイコンに送る（湿度センサは 2 個のサーミスターから構成されている）．

赤外線センサは，赤外線エネルギーを熱として吸収し，それによる温度上昇で表面電荷や熱起電力，電気抵抗が変化する現象を利用するもので，電子レンジには熱起電力効果を利用したサーモパイル型赤外線センサを使用するのが一般的である（図 6.20, 図 6.21）．サーモパイル型赤外線センサは，非接触方式で食品から放射される赤外線の絶対量（温度）を吸収し，センサの熱電対で熱

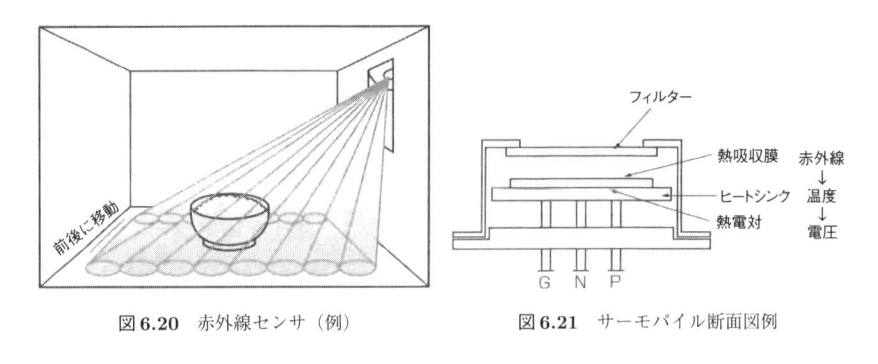

図 6.20　赤外線センサ（例）　　　　　図 6.21　サーモパイル断面図例

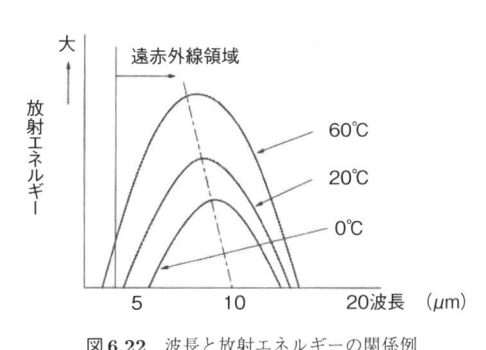

図 6.22　波長と放射エネルギーの関係例

エネルギーに変換し，電気信号（起電力）として出力する．この起電力は食品が同一温度であっても食品の種類や表面状態などで放射エネルギーが変わるため，出力変動も発生する．

また，すべての物体（食品）は温度に応じた赤外線を放射している．遠赤外線（$5.5\mu m$ の波長）では，放射エネルギーと温度が比例し，図6.22のように食品の温度が高ければ高いほど，全エネルギー量が大きくなり，波長（μm）は短くなる．センサ内部の温度上昇は極めて低く，500℃の食品を検出する場合でも1℃を超えることはない．

温度測定動作は，食品から放射される赤外線をセンサにて吸収し，そのエネルギーを熱（温度）に変換し，電圧を出力する．出力電圧は微弱なため増幅し，アナログからデジタルの電気信号への変換を経て，マイコンにて電気信号を温度に変換（換算）し，電子レンジの動作を制御する．

重量センサは，レンジ調理時に使用され，食品の量（重さ）により加熱時間が異なるため，その食品の量を検知して，その情報をマイコンに送っている．重量センサには，静電容量方式と圧電素子式の2つの方式がある．静電容量方式は，食品がターンテーブルに乗ると，その重さにより可動する電極の間隔に応じて変化するコンデンサー容量をマイコンが重さの変化として読み取る．圧電素子式は，圧力が加わりひずみが起きると，そのひずみに応じた電圧を発生させる．食品重量がターンテーブルの下にあるローラーに加わり，そのローラーに加わる重量変化がその下にある圧電素子に伝わり，圧電素子はそれに応じた電圧を発生し，重量が電圧の変化として取り出される[28]．

次に，近年にわかに注目されているレンジを紹介したい．電子レンジをはじめとする加熱調理器市場は，2004年にシャープ社が「水で焼く」という新たなコンセプトで先陣を切って以来，各社が続々と商品を投入した．それが，過熱水蒸気式レンジ（スチームオーブン）である．スチームオーブンは，高温の水蒸気を食品に直接噴射して温めるという，まったく新しい調理器具である．食材の余分な脂や塩分をカットし，しかも風味を損なうことがない．先駆者のシャープ社「ヘルシオ」は，ステーキの場合，フライパン調理よりも約13%，鶏の空揚げなら約18%もカロリーがカットできるとしている．また，塩鮭なら22%の減塩効果がある．こうした機能が高血圧や肥満といった生活習慣病を気にする健康志向の中高年にアピールし，買い替え需要での購入促進に結び付いた[29]．

過熱水蒸気とは，水を加熱することで発生した約100℃の飽和水蒸気を，さらに過熱することでできる約300〜400℃の無色透明なスチーム蒸気（ガス）である．過熱水蒸気は，上面または側面から噴射され，食品を加熱するときには，熱風の約11倍（300℃過熱水蒸気の熱量は約3,000J/g，300℃の熱風の熱量は約280 J/g）の大きなエネルギーを持つ．そのため，食品の中心まで素早く熱が伝わり，食品に含まれる塩分や脂肪分を凝縮水と一緒に流しだすことができるという利点がある．

熱伝達特性は，オーブン式の場合，高温の空気が被加熱物の食品に接触して熱を伝える対流ヒーターにより加熱される（図6.23）．一方，過熱水蒸気式の場合は，対流伝熱に加えて，食品の表面で過熱水蒸気が凝縮する際に生じる

図 6.23　オーブン加熱

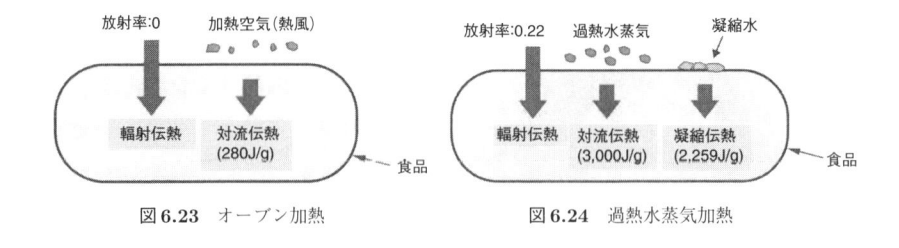

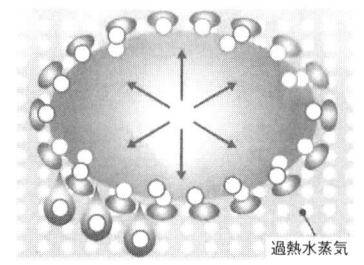

図 6.24　過熱水蒸気加熱

図 6.25　過熱水蒸気による減塩効果について

凝縮伝熱，無酸素，輻射などの複合伝熱により加熱される．この内，凝縮熱は2,259 J/gと大きく，食品に大量の熱を与えることができるため，急速に加熱することが可能である．過熱水蒸気が温度の低い食品の表面に触れて液化する際の凝縮熱によって高効率で伝熱できる（図6.24）．

過熱水蒸気加熱の効果としては，減塩効果，脱油効果，ビタミンCの破壊抑制効果，油脂の酸化抑制効果がある．減塩効果は，食品に過熱水蒸気に熱を与えると，食品の表面と内面に温度差が発生し，凝縮水が付着する．食品の表面と内部には塩分濃度差が生じ，食品内部の塩分が低い方へ拡散し，凝縮水で食材表面の塩分が洗い流される（図6.25）．脱油効果は食品に過熱水蒸気の熱を与えると，食材の油脂が素早く溶ける．油脂の流動性が増し，食材の収縮により，表面ににじみ出て，付着した凝縮水で流される．ビタミンCの破壊抑制効果は，オーブン庫内を高気密加熱室にし，過熱水蒸気により酸素を戸外に追い出して低酸素状態にすることで，酸化に弱いビタミンCなどの抗酸化物質の破壊を抑えて調理することができる．油脂の酸化抑制効果はオーブン庫内を低酸素

状態（酸素濃度約0.1～1%以下）にし，油脂の酸化を抑えることができる[28].

6.3.5 健康的で環境にやさしい調理のあり方

ここでは，健康的な生活における調理を考える．私たちは生命を維持するために必要なエネルギー，および，栄養素を様々な食材から得ており，これらは適量であることに意味がある．ところが，現代社会の食生活の実情は異なる．食べたいものが何でも手に入る飽食の時代，一方で，食べ残しや鮮度の低下，期限切れなどで廃棄する残飯が増えている．これら食品廃棄物は，多くの温室効果ガスを排出し，環境に対して様々な負荷を与えている．温室効果ガスは二酸化炭素，メタン，さらにフロン類などで，これらが大気中に排出され濃度が高まり熱の吸収が増えると，気温が上昇し始める（地球温暖化）．では，日常の食品に関する廃棄は，一般家庭，あるいは，食品に関する事業者で，どの程度発生しているのだろうか．

日本では年間およそ1,788万トンの食品廃棄物が排出されている．このうち，本来食べられるにも関わらず廃棄されている食品ロス（可食部分と考えられる食品ロス（食べ残しや，皮を厚くむきすぎた部分，脂っこい部分などを調理せずに取り除いた部分などの過剰除去，冷蔵庫などに入れたまま期限切れとなったものなどの直接廃棄））は，500万トンから800万トン含まれると推計されている（図6.26）[30].

京都市における家庭ごみの組成調査によれば，台所ごみにおいて，調理くずが最も多く，次いで，食べ残し，および未開封のまま捨てられるものを併せると約4割を占める．廃棄の理由には，鮮度の低下や期限切れが多く挙げられ，現代の食生活が家庭ごみに映し出されている（図6.27）[30].

何時しか飽食の時代を経て，食べ物の活かし方を見直すことが必要になっている．近年，食生活のあり方に関心が高まっている中に，Whole Food（ホールフード）Lifestyleという考え方がある．これは，食や暮らし，農業，環境を同じフィールドでとらえ，皮も根っこもまるごと食べる「全体食」から生まれたタカコ・ナカムラ氏が提唱する考え方である[31]．私たちは将来を見据え安全な食材を持続的に得ることに配慮し，適量を調理する考え方の大切さを認識しなければならない．健康的に食生活をおくるには栄養バランスを考え食材を

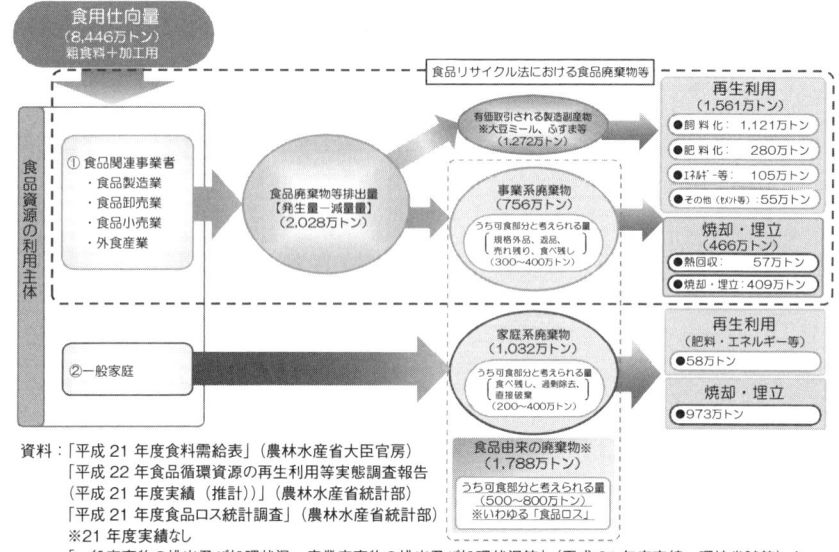

136　第6章　健康な生活のためのセンシング

図 6.26　食品廃棄物等の利用状況等（平成 21 年度推計）食品ロスの現状 平成 21 年度推計値（農林水産省より許可を得て掲載）[30]

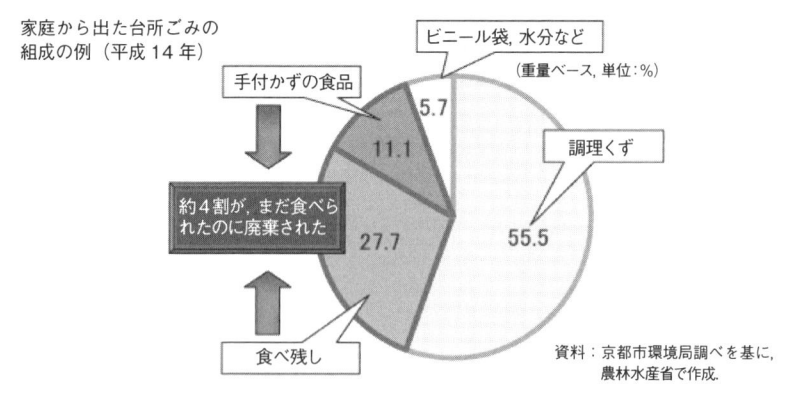

図 6.27　家庭から出た台所ごみの組成の例（平成 14 年）食品ロスの現状について 平成 20 年 8 月 8 日より（農林水産省より許可を得て掲載）[30]

食品循環資源の再生利用等の実施率（平成19年度）

	年間発生量(千トン)	再生利用（％）	減量（％）	発生抑制（％）	再生利用等実施率（％）	[参考]平成13年実施率(%)
食品製造業	4,928	73	3	5	81%	60%
食品卸売業	736	56	1	4	62%	32%
食品小売業	2,630	30	2	4	35%	23%
外食産業	3,048	15	3	3	22%	14%
食品産業計	11,343	47	3	4	54%	37%

資料：農林水産省「平成19年食品循環資源の再生利用等実態調査報告」を基に試算

食品産業グリーンプロジェクト

資源・エネルギーの投入・利用を最適化とエミッションの最小化を可能とする食品産業のグリーン化と企業体質の強化を実現するため、

○ メーカーと小売業者が連携し、製造数量・在庫数量の最適化を行う協働事業の導入等による食品ロスの削減
○ 関連事業者による静脈物流（食品廃棄物や不用品の収集運搬）や共有化や適切な食品リサイクル技術の導入等による効率的なリサイクル等をめざす。

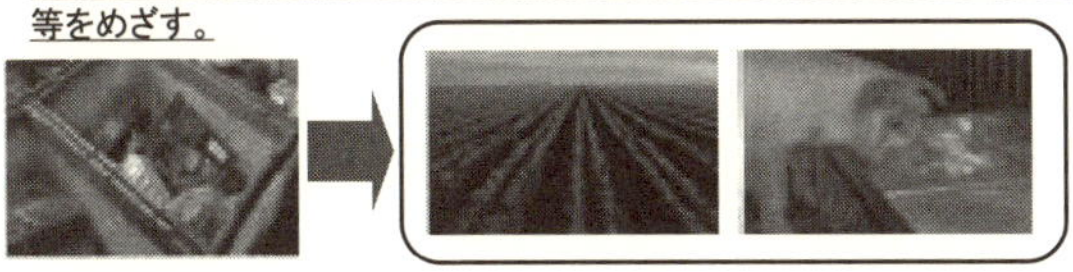

食品廃棄物 → 堆肥として畑に施肥　エコフィードとして給餌

図 6.28　食品循環資源の再利用およびグリーンプロジェクト（農林水産省より許可を得て掲載）[32]

必要量だけ，栄養価が高まる美味しい加減で調理し食すことが望ましい．

一方，食品産業については，農林水産省の食品産業グリーンプロジェクトに基づいて，食品廃棄物の再生利用などの実施率を向上させるため，①資源利用の最適化に向けたフードチェーン全体でのシステム構築と②食品廃棄物を最大限に利活用するためのリサイクル手法の多様化を推進している．

食品循環資源の再生利用については，食品リサイクル法において食品製造業，食品販売業，外食産業などの食品関連事業者による食品廃棄物などの肥料，飼料へのリサイクルや発生抑制，減量化を促進している．家庭の台所ごみを直接の対象とするものではないが，外食化・中食化が進んだ現在，食品関連事業者による食品廃棄物などのリサイクルを通じ，個人の食生活に対しても，食品廃棄物の発生抑制などに対する意識啓発を図る効果も期待されている（図6.28）[32]．外食産業などにおける減量化としては，客の好みや食べたい量に合わせた料理の提供に努めることが必要であるとして，ドギーバッグ（図

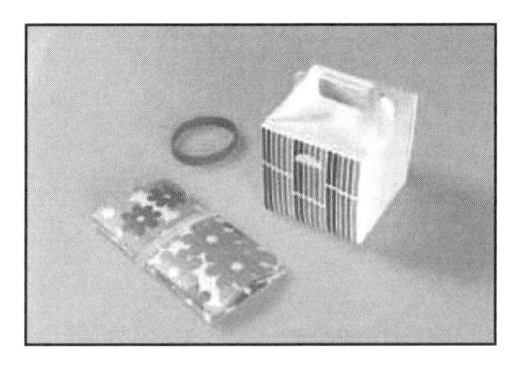

特定非営利活動法人「ドギーバッグ普及委員会」では，食品衛生上のトラブルを防ぐために，「ドギーバッグ「お持ち帰り」ガイドライン」を設け，提供飲食店や消費者に呼びかけている．同会はドギーバッグの使用や普及に関心のある企業，飲食店，個人が会員から構成される．

図 6.29 ドギーバッグ（平成 22 年度 食品・農業・農村白書, p. 37（農林水産省より許可を得て掲載））

6.29）の取組もみられる．ホテルなどにおいては宴会で食べきれなかった料理をドギーバッグに詰めて持ち帰えるサービスも提供されている [33]．

最後に健康的な食生活のための適量摂取は環境にやさしい循環をもたらすことを留意しておきたい．

6.4 食事状況のセンシング，食事の介助におけるセンシング

本節では食事において確実に食事をすることで栄養摂取が保証されたか，逆に食べすぎによる過栄養摂取を防止することを目的とするセンシング技術を紹介する．

6.4.1 栄養摂取の基準と食べすぎによる過栄養摂取

A. 栄養摂取の基準

食事は，すべての動植物が営む行為であり，生きるための基本行為である．その目的は栄養摂取・エネルギー補給に始まり，次に個人の嗜好が反映され，

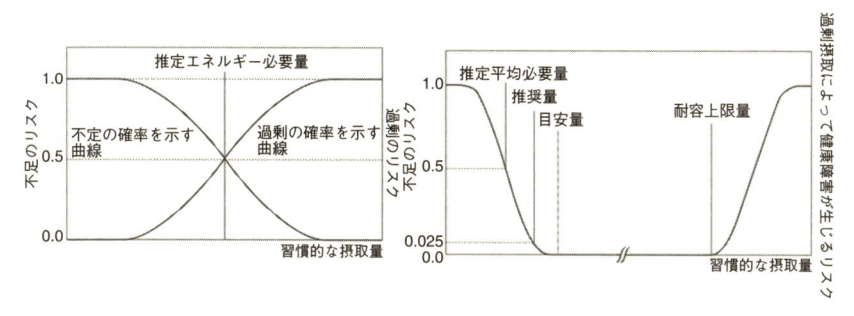

図 6.30　推定エネルギー必要量（左），食事摂取基準の各指標（右）を理解するための概念図

あるいはコミュニケーションの場を提供する．日本人は古来より一汁一菜を基本としてきたが，近年の食生活の欧米化，飽食により肥満など生活習慣病が問題視されている．

厚生労働省では日本人の食事摂取基準 [34] について，3つの基本的な考え方に基づき策定している．

(1) エネルギーおよび栄養素摂取量の多少に起因する健康障害は，欠乏症または摂取不足によるものだけでなく，過剰によるものも存在する．また，栄養素摂取量の多少が生活習慣病の予防に関与する場合がある．よって，これらに対応することを目的としたエネルギーならびに栄養素摂取量の基準が必要である．
(2) エネルギーおよび栄養素の「真の」望ましい摂取量は個人によって異なり，個人内においても変動するため，「真の」望ましい摂取量は測定することも算定することもできず，その算定および活用において，確率論的な考え方が必要となる．
(3) 各種栄養関連業務に活用することをねらいとし，基礎理論を「策定の基礎理論」と「活用の基礎理論」に分けて記述した．なお，「活用の基礎理論」については，「食事改善」や「給食管理」を目的とした食事摂取基準の基本的概念や活用の留意点を示した．

これに基づき，エネルギー：「推定エネルギー必要量」，栄養素：「推定平均必要量」「推奨量」「目安量」「耐容上限量」「目標量」を定めている（図 6.30）．

併せて，エネルギーと34種類の栄養素，年齢区分，ライフステージ，および食事摂取基準の活用の留意点が策定されている．詳細は厚生労働省WEBサイト (http://www.mhlw.go.jp/bunya/kenkou/sessyu-kijun.html)[34]を参照されたい．

B. 食べすぎによる過栄養摂取

どの食材に限らず，食べすぎは体によくないことは明らかである．ではなぜよくないのだろうか．これは食材によって異なるため一意にならないが，たとえば美容に良いとされ納豆類に多く含まれる大豆イソフラボンでは，甲状腺へのヨウ素取り込みを阻害する作用があるため，ヨウ素欠乏状態でのイソフラボン大量摂取は甲状腺肥大をもたらす可能性が指摘されている．このため厚生労働省では大豆イソフラボンの1日摂取上限値を30mgと設定している．

1980年代に行われた調査では「卵の食べすぎが，血中コレステロールを増大し，心筋梗塞の危険性を高める」としていたが，2006年11月に厚生労働省は「卵を毎日食べても食べなくても，心筋梗塞になる危険度に差はない」と発表している．これは，コレステロール値が高い人は低い人よりも心筋梗塞になりやすいことに変わりはないのだが，その原因が卵だけでなく，その他の食材との組み合わせや食生活全体を総合的に考える必要があることを意味する．コレステロールは肝臓や小腸で生成され1日当たり1000〜2000mgが必要とされ，そのうち300〜600mg程度が食品由来とされている．しかしながら，鶏卵1個当たりのコレステロール値は235mgであるから，卵の食べすぎはコレステロールの過剰摂取となることはいうまでもない．

生活習慣病に対する食の過剰摂取が与える影響も様々であるが，メタボリックシンドローム（代謝症候群）が過食に密接に関連する．メタボリックシンドロームは，内臓脂肪型肥満に高血糖，高血圧，高脂血症のうち2つ以上を合併した状態を指し，動脈硬化の危険性を格段に引き上げる．したがって，治療目標は動脈硬化の発生・進展防止となり，脂肪蓄積の進展防止・解消を目的とした摂取カロリーの適正化と，脂肪燃焼を目的とした運動療法が処方される．一方，単純に1日の摂取カロリーが，1日の総消費カロリー（基礎代謝量と身体活動レベルから計算）を下回れば，基本的に体内に蓄積されている脂肪を燃焼

表 6.2 摂食・嚥下障害の原因（脳卒中の摂食・嚥下障害 [35] より改変）

(1) 器質的原因	
口腔・咽頭	食道
舌炎，口内炎，歯槽膿漏 扁桃炎，扁桃周囲膿瘍 咽頭炎，喉頭炎，咽後膿瘍 口腔・咽頭腫瘍（良性，悪性） 口腔咽頭部の異物，術後 外からの圧迫（頸椎症，甲状腺腫，腫瘍など） その他	食道炎，潰瘍 ウエッブ (web)，憩室，リング (ring) 狭窄，異物 腫瘍（良性，悪性） 食道裂孔ヘルニア 外からの圧迫（頸椎症，腫瘍など） その他
(2) 機能的原因	
口腔・咽頭	食道
脳血管障害，脳腫瘍，頭部外傷 脳膿瘍，脳炎，多発性硬化症 神経疾患（パーキンソン病，筋萎縮性側索硬化症など） 末梢神経炎（ギラン・バレー症候群など） 重症筋無力症，筋ジストロフィー 筋炎（各種），代謝性疾患 その他	脳幹部病変 アカラジア 神経疾患（パーキンソン病など） 筋炎（各種） 強皮症，SLE 薬剤の副作用 その他
(3) 心理的原因	
神経性食思不振症 心身症 ヒステリー，うつ状態 その他	

することで差分量を補うことになると予想されるが，栄養素の配分が目的に反すること（たとえば，タンパク質の摂取量が低いことによる筋量の低下，これに伴う基礎代謝量の低下）を避ける必要があろう．

6.4.2 摂食・嚥下障害

嚥下とは，水分や食べ物を口の中に取り込み，咽頭から食道・胃へと送り込むことを指す．したがって，これらの過程のどこかに障害を持ち，困難さを伴うことを嚥下障害という．食事は日常生活の中でも嗜好を伴うことから楽しみを与える行為であるため，その機能が障害されるあるいは失われることは

QOL低下に直結するといえる．

摂食・嚥下障害として代表的な原因疾患は脳卒中が挙げられるが，一般には(1)器質的原因，(2)機能的原因，および(3)心理的原因と分けられる（表6.2）．(1)器質的原因とは，食物が流れる通路の構造に問題を生じ，その通過が妨げられた状態を指す．したがって，口腔から食道までの構造的問題といえ，口内炎も器質的原因の1つに挙げられる．(2)機能的原因とは，食物が流れる通路の機能に問題を生じ，胃に送り込むことが困難な状態を指す．脳卒中による摂食・嚥下障害は機能的原因である．また加齢も機能的原因の1つに挙げられる．(3)心因的原因とは，理学的所見，検査などを実施しても明らかな異常が認められない場合を指し，食欲不振などは心因的原因として数えられる．

6.4.3　食事状況，食事介助のセンシング技術

6.4.1項，6.4.2項を通じて，栄養摂取基準をもとに過食による身体的影響，障害による栄養摂取の困難さを概観した．食事摂取基準が策定されたとき，各人の年齢区分やライフステージが決められていても，この範囲に該当しない事例として，たとえば頸髄・脊髄損傷，脳神経疾患などによる運動機能障害者らでは，食事摂取が困難，基礎代謝量が異なるため摂取基準に従うと過度の栄養摂取となるなど，食事摂取が保証されることが望まれる．したがって，適切な栄養摂取を実現する上でのセンシング技術は，(1)四肢運動機能障害者へは食事介助・支援ロボット，(2)過食への対応は咀嚼回数のカウント，また(3)嚥下機能の定量的評価が達成されることが期待されるとともに，これらの技術開発はQOL向上に大きく資する．

A.　食事介助ロボット

病気や事故さらには加齢など，何等かの原因により身体に障害を持つと，日常生活動作に様々な困難さを伴う．地球上に生存するすべての動植物が生きる上で，食事（栄養摂取）は重要な問題であり，これを支援することは運動機能障害者のQOL向上に資する．しかしながら，食事動作の介助・支援は，障害者自身の食事のペースに合わせて介助者が食事を口元へ運ぶわけだが，障害者自身の食べたいものが何かを確認するなど，本来の食事では不要と考えられる

手間が存在する．換言すると，障害者自身が自分の意思で食事を口元に運ぶ手段が用意されれば，介助者の作業負担軽減とともに，障害者自身の精神的負担軽減に直結するといえる．

このような背景のもと，2000年代に入り様々な研究機関から食事支援ロボットが報告されるようになったが，その多くはロボットアーム部と操作部で構成されている．しかしながら，操作部を上手く操れないケースは多数存在し，操作に習熟を要することは使用者の負担になることが予想される．

この点について，残存能力を十分に発揮しつつ，本人の意思をリアルタイムにセンシングしこれをロボット動作に反映させる手段が必要となる．この点を解決する手段として，生体情報，生体信号などを入力信号とするインターフェースに期待が寄せられている．佐賀大学のグループでは眼電図を記録し（特開 2004-254876）（図 6.31）[36]，眼球運動情報から腕運動機能の補助を実施する方法を提案している．山口大学のグループでは，複数台のカメラを用いた動作解析を併用し，モニタにメニューを表示することで誤作動を軽減するシステムを構築している（特開 2008-125696）（図 6.32）[37]．九州産業大学と北九州ロボット実用化研究会では，使用者の視線情報から使用者の意図を先取りし，あらかじめ支援動作の準備を可能とする食事支援ロボットを開発中である（特開 2008-220495）（図 6.33）[38]．いずれの食事支援・介助ロボットにおいても，使用者の意図をいかに汲み取り，ロボットの動作として構築するかがセンシング技術の鍵となるであろう．

センシング技術の次段階として，視線入力インターフェースは，瞬目や眼球泳動がシステムの誤作動の要因となる．これに対し，岩手大学のグループでは使用者が眺めるモニタ上に注視する情報を付加することで，システムの習熟を要せずかつ操作ミス・操作時間が大幅に減少することを報告している [39]．この点は使用者の負担軽減にもつながり，今後さらなる発展が期待される研究開発であろう．

B. 食育としての咀嚼と咀嚼計

食育を推進する一助として，より健康な生活を目指す（図 6.34）という観点から，ひとくち 30 回以上噛むことを目標とする，「噛ミング 30（カミングサン

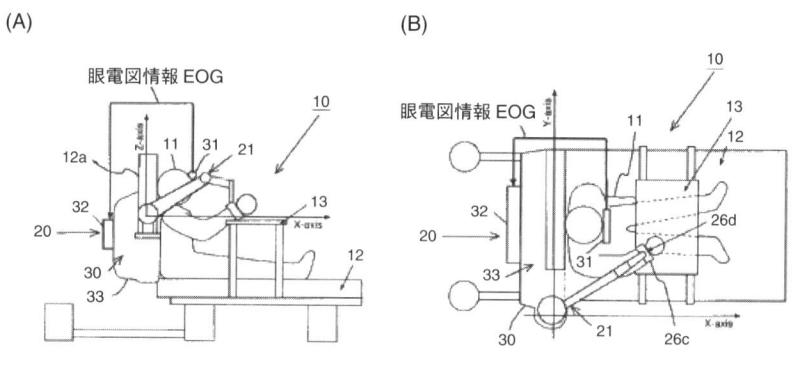

144　第6章　健康な生活のためのセンシング

図6.31　運動機能補助装置及び方法（特開 2004-254876）[36]

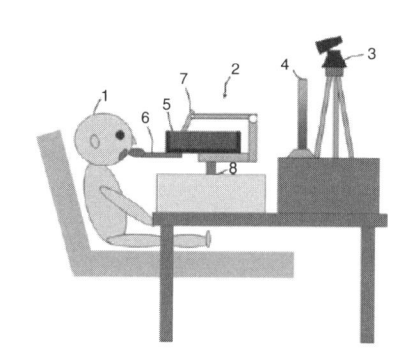

図6.32　食事支援システム（特開 2008-125696）[37]

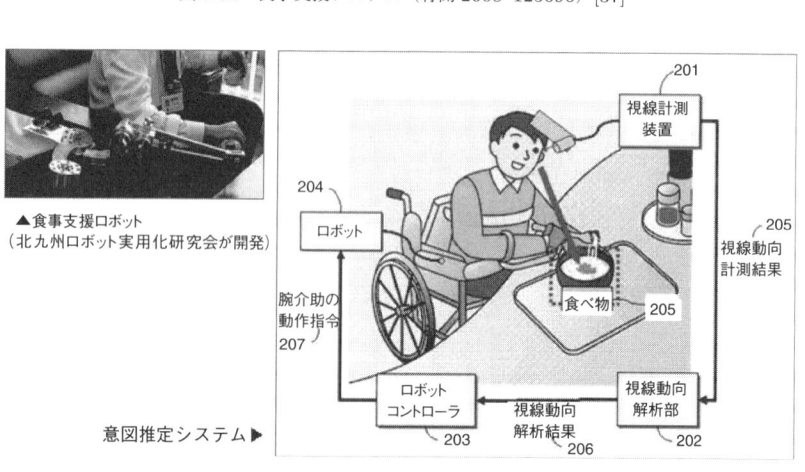

図6.33　運動機能支援装置（特開 2008-220495）
　　　　http://www.fukunet.or.jp/univ/documents/200707.html より引用 [38]

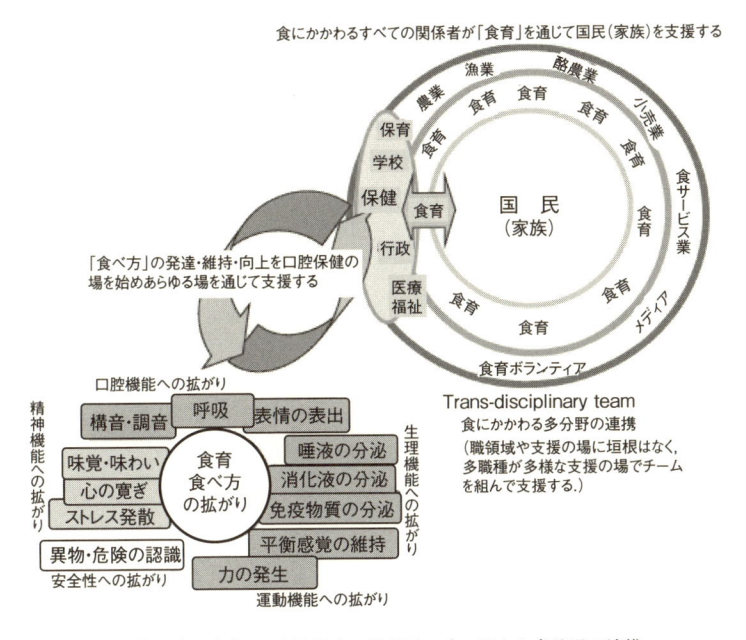

6.4 食事状況のセンシング，食事の介助におけるセンシング

図 6.34 食べ方の食育への拡がりと口腔保健・食に関わる多分野の連携
（厚生労働省：歯科保健と食育の在り方に関する検討会報告書より抜粋）

マル）」が厚生労働省より提案されている [40]．

咀嚼は食物を噛み砕き，胃腸での消化・吸収を助ける働きのほか，「満腹中枢」を刺激し食欲を抑える効果もあり，食事療法や肥満対策に役立つ．つまり，咀嚼は栄養の過剰摂取を抑えることに資するとわかり，過食・栄養の過剰摂取を防止するセンシング技術として咀嚼回数をカウントすることが期待され，口腔用の万歩計システムのニーズがでてくる．このような背景のもと日陶科学株式会社より咀嚼計「かみかみセンサー」（図 6.35）[41] が開発され，咀嚼回数が栄養の過剰摂取防止に役立つことが報告されている．現在は顎部の上下運動をカウントするため接触型のシステムであり小児を中心としたラインナップである．しかしながら，このシステムを必要とする年齢群は，メタボリックシンドロームに悩む中高年や，加齢による咀嚼機能が減退した高齢者も当てはまる．咀嚼によって歯の健康増進が亢進するとともに，満腹感を得ることで栄養の過剰摂取が抑えられることから，咀嚼の大切さを今一度再確認したい．

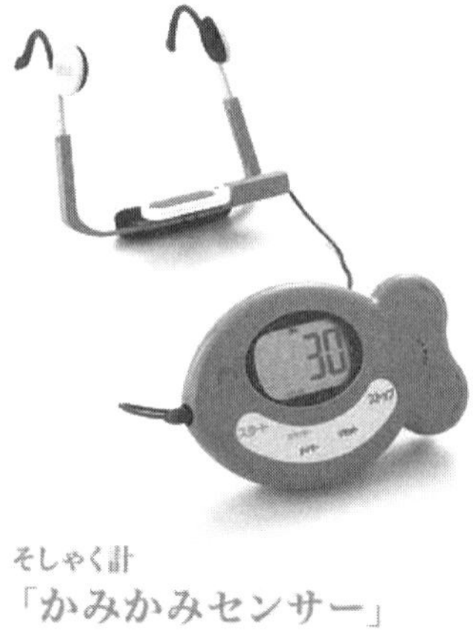

図 6.35　咀嚼計「かみかみセンサー」(写真提供：日陶科学株式会社)

C. 嚥下機能の定量的評価

　嚥下障害のリハビリテーションでは基礎訓練と摂食訓練がある．基礎訓練では，舌運動，空嚥下，呼吸訓練などが実施される．秋吉ら (1995)[42] によると，嚥下時に舌背後方部が波状運動を示す傾向が認められることから，舌運動から嚥下を抽出可能と予想される．佐々木ら (2011)[43] は，舌骨上筋群の筋活動電位から舌運動推定アルゴリズムを開発している（図 6.36）．この手法では，舌骨上筋群が密集する下顎底部全体の筋活動を n 個の電極によって単極導出し，$_nC_2$ 通りの各電極間 EMG を計算することで，91.5%の識別率で舌の随意運動を推定している．また，開口，嚥下動作についても，95.5%の識別率で動作判別を達成している．

　舌運動から嚥下，開口を抽出したとき，咀嚼も同様な手法での計測が期待される．一方，嚥下量や咀嚼物が食道を通過した量は定量化できるだろうか？現時点ではこれを達成するセンシング技術はないが，食道付近の力，圧力あるいは周径の変化を計測できれば，咀嚼物量・嚥下量の定量化が達成されるかもしれない．

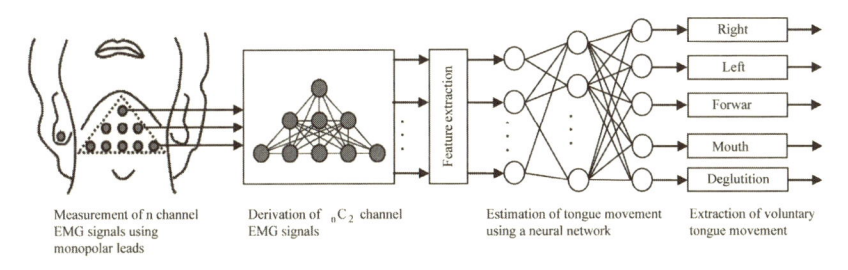

図6.36 舌運動の評価アルゴリズム（佐々木ら (2011) を改変）[43]

Measurement of n channel EMG signals using monopolar leads
Derivation of $_nC_2$ channel EMG signals
Feature extraction
Estimation of tongue movement using a neural network
Extraction of voluntary tongue movement

Right
Left
Forwar
Mouth
Deglutition

6.5 食事の結果としての健康の維持のためのセンシング

6.5.1 生活習慣病

　生活習慣病は日々の生活の在り方が原因となって現れる病気・症状のことを指す．食習慣のほか，喫煙，飲酒，運動不足など様々な要因があるが，その結果として高血圧症，脂質異常症，糖尿病，高尿酸血症などが挙げられる．さらに，高血圧は脳卒中や心疾患などの原因となり，脂質異常症は動脈硬化症などの原因となる．また，糖尿病は網膜症，腎症，神経症などの合併症を起こす原因となり，高尿酸血漿は痛風や尿酸結石の原因となるほか，腎不全の原因ともなる．また，これらの生活習慣病はそれぞれが独立しておらず，様々に関連性を持っている．併発することで，合併症になる可能性が高くなる場合もある．最近では一種の肥満による中高年者のメタボリックシンドローム (metabolic syndrome) が注目され，健康診断を通して警告を受けた方も多いであろう．日本人の約2000万人がメタボリックシンドロームかその予備軍に入っていると考えられており，その削減が重要な課題となっている．そこで，我が国では生活習慣病予防のために2008年4月より新しく特定健診・特定保健指導がなされている．特定健診は40〜74歳を対象に行われ，生活習慣病の発症リスクが高く，かつ生活習慣の改善による生活習慣病の予防効果が期待される人に対して，生活習慣を見直す様にサポートする特定保険指導が行われる．

　生活習慣病の予防，改善には食生活の改善，適切な運動，禁煙などが必要である．そして日々の身体状況を自己チェックできれば，効果の確認，モティ

ベーションの向上などに多いに役立つであろう．そのためには家庭で簡単に使用できる健康管理用センシング機器が重要である．食生活の改善に関していえば，身体のチェックと食事内容のチェックとの双方が必要になるが，後者に関してはすでに 6.3 節で述べられているのでここでは省略する．なお，食事に関しては厚生労働省が策定している食事摂取基準 [44] があり，これにより様々な食品成分の 1 日あたりの摂取基準を知ることができる．

　すでに広く普及している家庭向け健康管理用センシング機器としては，体重計，体脂肪計，血圧計などがあるほか，血糖計や尿糖計も簡単に入手できる．また，直接身体情報を測定するものではないが，歩数計なども健康管理に役立つものといえる．もっとも，血糖計に関しては単に健康管理に役立つだけではなく，血糖値の変動が激しくかつ生命に関わることから緊急検査の意味でも重要である．ここでは，血糖計も含めて家庭での健康管理に役立つセンサについて解説を加えたい．

6.5.2 　メタボリックシンドローム対策

　メタボリックシンドロームは内臓脂肪による肥満に加えて，高血糖，高血圧，高脂血症のうちの 2 つ以上を有する状態をいう．こうした症状が複合化することにより動脈硬化などの危険性が高まる．2007 年度の厚生労働省の国民健康・栄養調査によれば，メタボリックシンドローム該当者（腹囲が男性 85cm 以上，女性 90cm 以上で，血中脂質，血圧，血糖のうちの 2 つ以上に問題がある者）は約 1,070 万人，予備群の人を入れると 2,010 万人と推定されている．特に 40〜74 歳についていえば，男性の 2 人に 1 人，女性の 5 人に 1 人が該当者もしくは予備群と考えられるとのことである．また，調べ方が異なるが，2009 年の国民健康・栄養調査では，男性の 30.5％，女性の 20.8％が肥満（BMI 値）にあたるという結果が出ている．体重管理を心がけている人は男性 67.8％，女性 75.6％とのことで，16 年の調査と比べて増えているとのことである．しかしメタボ対策として予防や運動をしている人は男性 27.5％，女性 24.2％と少ない様である．なお，肥満 (BMI$\geq$25) の人は普通 (18.5$\leq$BMI$<$25) や痩せ型 (BMI$<$18.5) の人と比べて男女ともに食べ方が早いという結果が出ており興味深い．

　1 日のエネルギーの総エネルギー消費量は基礎代謝量，身体活動に伴うエネ

ルギー消費，食事誘発性体熱産生の和であるとされている．この総エネルギー量に相当するエネルギーを過不足無く摂取すれば健康に良いと考えられる．ただし，成長期の小児・乳児，妊婦，授乳婦の場合は体組織の増減に必要となるエネルギーをこれに加えて考慮する必要がある．このうち基礎代謝量は内臓の動きなど人体が最低限必要とするエネルギーであり，これは体重から算出される．また，身体活動エネルギーは運動に伴うエネルギー消費であり，食事誘発性体熱産生は内臓の活発化など食事に伴って発生するエネルギー消費である．

体脂肪の増加は動脈硬化，高脂血漿，血栓症，高血圧，糖尿病などの原因に繋がると考えられている．体脂肪計は体重計の高機能版として複数のメーカーから市販されており，一般の家庭にも広く普及している．体脂肪計には電極が取り付けられており，身体の電気的インピーダンスをもとに体脂肪率を推定する．また，体脂肪率だけではなく，内臓脂肪，皮下脂肪率，体水分率，骨格筋率，基礎代謝量，BMIなども算出するものが開発されている．メモリに変化を記録できる機能や情報ネットワークを通しての管理機能なども持った高級機能タイプもあるので，日々の健康管理に大いに役立つものと思われるが，測定条件に左右されやすいので，なるべく同様の条件下で図る必要がある．

中性脂肪（トリアシルグリセロールあるいはトリグリセリドともいう）は体に取ってエネルギーの貯蔵という役目がある．中性脂肪は，体に摂取された過剰な糖分が肝臓で作られる．その後，中性脂肪は皮下脂肪あるいは内臓脂肪といった体脂肪として体に蓄積される．なお，中性脂肪に関する生体分子は炭水化物やタンパク質に比べて単位重量あたり倍以上の高いエネルギーを有する[45]．

コレステロールは細胞膜の構造維持に必須な分子である．細胞膜の構造はリン脂質の二層構造を基本骨格としているが，細胞膜内にコレステロール分子が内在することで流動性が制御され構造安定性が増す．また，ステロイドホルモンや胆汁酸などの原料にもなる重要な役割を生体中で担っている．コレステロールは食事から摂取されるほか，主として肝臓などで合成される．ただし，体内での合成は摂取されるコレステロールによって抑制される．コレステロールは疎水性物質なので，血液中においては単独では溶解しない．そこで，リポタンパクと結合することで全体として親水化され血液中を流れている．結合す

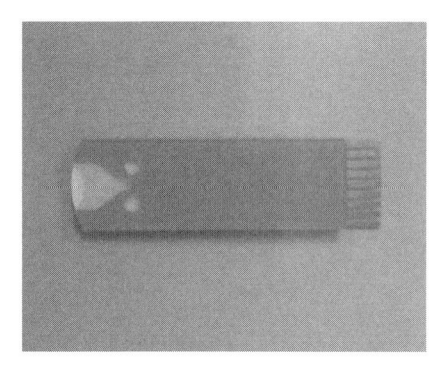

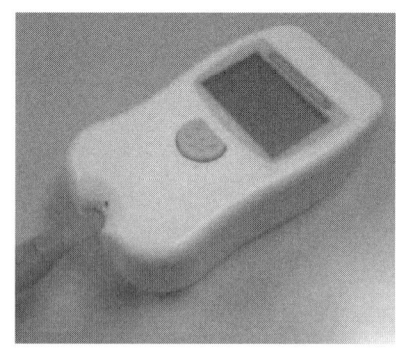

図 6.37 脂質測定器（左：センサチップ，右：測定器本体：株式会社テクノメディカ製ポケットリピッド，同社より許諾を得て掲載）

るリポタンパク質の大きさによってLDLコレステロールとHDLコレステロールに分類されるが，前者は健康上の懸念があるいわゆる悪玉コレステロール，後者は善玉コレステロールといわれている．LDLの役割はコレステロールを周辺組織に輸送することであり，HDLの場合は周辺組織から肝臓にコレステロールを輸送することである．両者のバランスが重要とされ，食生活によっても左右される．

ここで，医療専門家用とされてはいるが，最近では血中のコレステロールや中性脂肪を直接測定する小型センサについて紹介したい（図6.37）．写真の装置では，総コレステロール，中性脂肪，HDLコレステロール，LDLコレステロール（直接測定ではない），グルコースを測定することが可能で，3分半で測定ができる．

メタボ対策には食事の対策以外に運動も重要であるが，運動量の目安として以前より歩数計がある．以前の歩数計は文字通り歩数が記録されるだけだったが，デジタル化によって高機能化しカロリー計算などもする様になった．さらに最近は3軸加速度センサなどを搭載し，加速時計の記録パターンから所有者がどの様な身体活動をしていたかを推定し記録する携帯型機器が出てきた．メーカーによって様々な機器が開発・販売されているが，総称としてライフレコーダーと呼ばれている．単に歩数を記録するのではなく，歩く，走る，階段の昇降，座った状態，睡眠状態などの生活上の各種身体活動を認識できるの

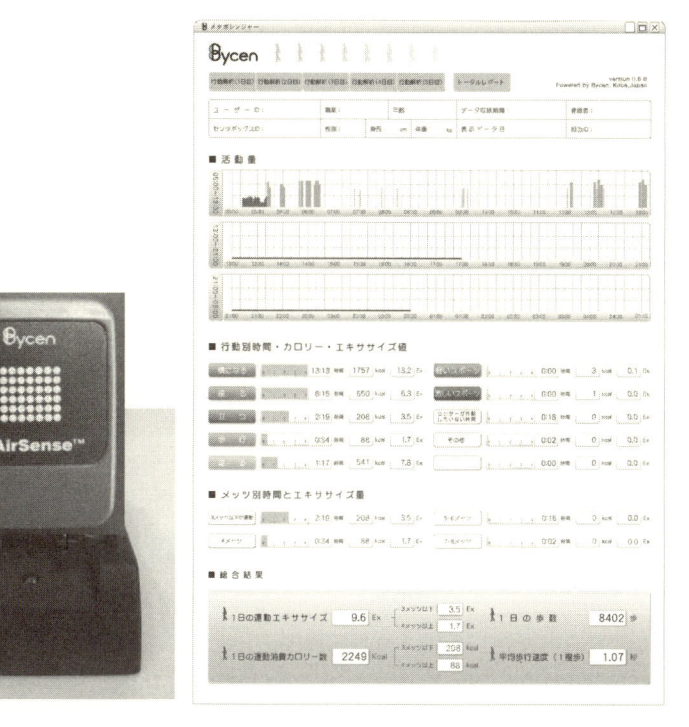

図 6.38 腰に装着して用いるタイプのライフレコーダー（左：日立 AirSense^{TM}）とその測定結果を解析する行動解析ソフト（右：バイセン，メタボレンジャー）．日立製作所ワイヤレスインフォ統括本部の許可を得同社 HP より転載．

で，消費カロリーの推定がより実際に近いものとなる．図 6.38 にその例を示す．こうした機器は各社から出ているが，加速度計から身体活動を推定するために多くは独自のアルゴリズムを用いている．また，そのアルゴリズムはあらかじめ多くの被験者の加速時計の記録と実際の活動の記録とを元に組み立てられている．

6.5.3 高血圧に対する健康管理

高血圧が原因となる疾患には脳卒中，心疾患，慢性腎臓病などがある．いわゆる死の四重奏は高血圧，肥満，高脂質血症，糖尿病と合併した状態をいう．血圧は高ければ高いほど合併症の危険性が高まると考えられており，その原因

としては，遺伝要素のほか，塩分摂取の過多，ストレス，肥満，飲酒，喫煙などが挙げられている．特に塩分の摂取は一般に高血圧には良くないことが知られており，たとえば1988年には国際共同研究グループ（52の研究センターの共同）により10,000人を越える被験者を対象として大規模に調べられ，塩分の排泄量が高血圧に有意に相関していることが見出されている [46].

高血圧は動脈硬化を起こす原因であるが，それによる脳血管障害，心臓疾患，腎臓疾患，血管疾患などの合併症が問題となる．高血圧には降圧剤が有効であるが，食事療法や運動療法が重要であることはいうまでもない．

血圧は日々変動するが，現在は家庭用血圧計が広く普及している．家庭用血圧計は上腕部にカフ（膨張することにより圧迫を加えるもの）を巻いて測定するタイプのものと，手首に取り付けて測定するタイプのものがあるが，どちらもオシロメトリック法という測定方法に基づいている．これは，カフにより上腕動脈などを加圧したときの圧力変動をセンサで検出する方式である．ポンプでカフを膨らまし，圧脈波が急に大きくなる時を最高血圧（収縮期血圧），急に小さくなる時を最低血圧（拡張期血圧）とする．収縮期血圧が140以上もしくは拡張期血圧が90以上で高血圧と判断されるが，血圧は高いほど合併症の危険が増すので，収縮期血圧が120未満であることが望ましいとされている．

血圧に関係するセンシング機器を他に挙げると，ストレスチェッカーというものがある．ストレスには精神的なものと身体的なものとがあるが，副腎髄質からアドレナリンが分泌され，交感神経が高まることにより血圧が上昇する．その他，ストレスには様々な内分泌系の物質が関与しており，ストレスの度合いに応じて濃度が顕著に変わるものがあることから，これらをストレスの指標（ストレスマーカー）として利用することができる．その中で，唾液に含まれるアミラーゼが交換神経系の指標として提案されており，ストレスに対する応答も早く，測定も非侵襲的で簡便であることからストレスチェッカーが市販化されている（図6.39）.

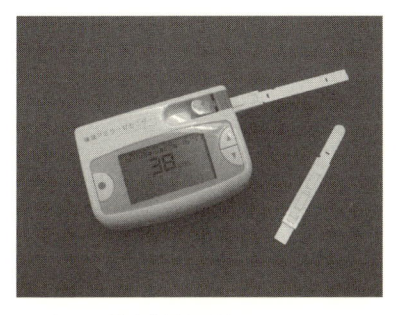

図 6.39 ストレスチェッカー(ニプロ株式会社製唾液アミラーゼモニター，同社より許諾を得て掲載)．右下は使い捨てのストリップ．中央は測定器本体にストリップを挿入した様子．ストリップに唾液を吸い取らせ，ストレス指標の1つであるアミラーゼの濃度を測定する．

6.5.4 糖尿病に対する健康管理

糖尿病は合併症として網膜症，腎症，神経症を伴うことがある恐ろしい病気である．2007年度の厚生労働省の国民健康・栄養調査によれば，糖尿病が強く疑われる人($HbA_{1c} \geqq 6.1\%$)は約890万人，可能性が否定できない人($HbA_{1c} \geqq 5.6\%$)を含めると2,210万人と推定されている．この数字は2002年の糖尿病実体調査による740万人および1,620万人と比べて確実に増加しているといえる．

糖尿病には大きく分類してインシュリン依存性のI型と，非依存性のII型がある．このうち，生活習慣病と見なされるのがII型であり，不健康な生活習慣が原因の一因と考えられる．糖尿病は血糖値を適切にコントロールすることによりその進行を食い止め，合併症に至るのを防ぐことができると考えられている．血糖値は上昇すると，膵臓のランゲルハンス島という組織から分泌されるインシュリンというホルモンによって抑制されるが，糖尿病の患者はインシュリンの分泌が十分でなかったり，インシュリンのレセプターが十分に機能していなかったりする．そのために血糖値が上昇して高血糖になりやすくなる．高血糖になると一時的には血液の粘度が上昇するなどの悪影響があるほか，長期的にはグルコースの化学反応性によって，血液中の蛋白質に結合してその機能を損なうなどの悪影響を及ぼす．この長期的な影響のために合併症は起こると考えられる．そこで，自己による血糖値コントロールが重要になるが，そのた

めにはインシュリンの自己注射と血糖値の自己チェックが欠かせない.

一方で，グルコースは細胞のエネルギー源であり，枯渇するとその活動が維持されなくなる. そのため，低血糖は危険な状態で，時には生命にも関わる. 低血糖の確認のためにも血糖計による測定は必要になる.

インシュリンは一種のペプチドホルモンで，1921年にカナダのバンティングらによって犬の膵臓からの抽出に成功している. 翌年には糖尿病の患者に投与され，効果があることが確かめられている. インシュリンはその後すぐに大量に生産される様になり，糖尿病の改善に多いに寄与している. この功績によりバンティングらはノーベル賞を受賞した. 現在は組み替え DNA 技術によるヒトインシュリンが用いられている. インシュリンの自己投与にはペン型の注射器が用いられ腹部などに注射する. 日本ではインシュリンの自己注射は 1981 年に公認され，健康保険の適用が認められている. また，血糖自己測定に関しては 1986 年に健康保険の適用が認められている.

糖尿病患者による血糖値の自己測定のことを SMBG(Self Monitoring of Blood Glucose) という. 血糖値の自己チェックには市販の血糖計が使われるが，血糖計にはグルコースの濃度を，酵素反応を通して測定するためのセンサが使われている. このセンサには比色方式のものと電極方式のものとがあるが，電極方式のものが数を占めてきている. どちらも酵素反応を利用するが，前者が酵素反応により反応試薬の色が変化するのを検出するのに対し，後者は酵素反応の生成物を電極酸化により検出する. 血糖計も市販されてからすでに数十年を経ており，内外を含めて 10 社以上が市販するに至っている.

図 6.40 に市販血糖計の 1 つを例として紹介する. 使い方としては，専用の穿刺具で指などから一滴の血液を出血させ，そこに使い捨てのセンサ（血糖計に取り付ける交換式）をあてがって血液を吸引させる. その後血糖値は自動的に測定される.

以前の血糖計は測定に 1 分以上掛かっていたが，現在では数秒程度で測定可能なものもある. また，当初の血糖計は数 $10\mu\ell$ の血液を必要としていたが，現在では $1\mu\ell$ 以下で測定可能なものも出ている. 糖尿病の患者によっては日に 4 回も 5 回も測ることが望ましいとされている人もいるが，毎回指から血液を出していると皮膚が固くなって血液が出にくくなる. その様な場合に必要とす

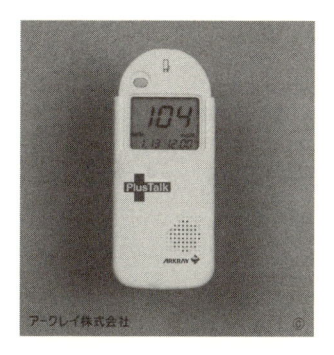

6.5 食事の結果としての健康の維持のためのセンシング 155

図 6.40 血糖計の例（アークレイ㈱製グルテスト PRO，同社より許諾を得て掲載．装置の上部にはセンサチップの挿入口がある．また写真では血糖計本体にオプションの音声出力装置（製品名：PlusTalk）を取り付けている．

る血液量が少ないのは助かることと思われる．

　利便性の観点からも様々な進歩があるが，測定の全自動化もその方向性の1つである．多くの血糖計は使用する度に，センサを自分の手で交換する必要があるが，複数のセンサがディスクやドラム式のカートリッジに収容されていて，カートリッジ単位で交換するものがある．カートリッジが空になるまでは自動装填される．さらには，穿刺，センサへの血液の吸引，測定の全過程を自動的にしてくれるものもある．また，網膜症によって失明した人にとって，血糖計は使いづらいものであるが，そうした方々でも使用可能な様に，音声で測定がガイドされ測定値が読み上げられるものもある．

　また，こうした頻回測定型の血糖計の他に，海外では針型のセンサが付いたパッチを腹部に貼るタイプの血糖計もある（図6.41）．センサが常時腹部に挿入されているので，血糖値を連続的に測定できるという特徴がある．中には，インシュリンを自動的に腹部に注入するインシュリンポンプと連動して作動するものもある．連続的に行った方が糖尿病の進行を阻止するには良いという考えに基づく．

　連続使用を目指したセンサとしては，将来的には採血などの痛みを伴わない非侵襲的なセンサの開発が望まれている．完全に侵襲的なものではないが，皮膚からの滲出液を用いて血糖値を測定する機器が研究開発されている．その中でも電気浸透現象を利用して滲出液を積極的に出して，その滲出液に含まれる

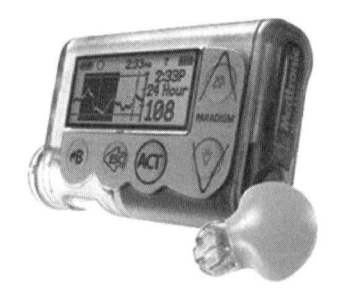

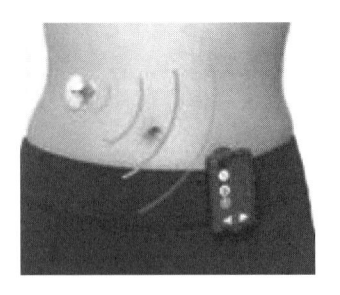

図 6.41 連続測定式血糖計（写真提供：Medtronic, Inc.）左：血糖計本体と腹部取付型センサ，右：腹部にセンサと血糖計本体を取り付けている様子.

グルコースの濃度を測定する方式のもの[47]は実用化されたが，現在は販売されていない．また，近赤外光を利用した完全非侵襲型の血糖計も開発されている．近赤外光は赤外光よりははっきりとしないが分子構造を反映した吸収を示すほか，赤外光とは違って水の光吸収が少ない波長領域があり，かつ皮膚の透過性がそこそこある．そこで，以前より血液の酸素飽和度（オキシヘモグロビン，デオキシヘモグロビンの割合）やビリルビンの測定などに利用されている．グルコースに関しては，以前より果物の糖度の非破壊計測に利用されている．そのため，人体中のグルコースの測定にも利用できるのではないかということで以前より研究されているが[48–50]，果物と比べて濃度が桁違いに低いため統計的な解析が必要であり，測定アルゴリズム上かなりの工夫が必要であると考えられる．必ずしも信頼性が十分とはいえず，普及するためには一層の技術的進展が必要だと思われる．

　血糖値データの自己管理であるが，最近では携帯電話による血糖値管理のサービスなどがある（図 6.42）．血糖計と携帯電話を直接に繋いでデータのやり取りをするとともに，歩数，体重，投薬，食事や体調に関する情報を記録することで，生活管理をするものである．海外では最近になって，USB メモリ大の血糖計を iPhone に接続することで，血糖測定と管理を行う装置が出ている．

　ところで，これまで説明してきた血糖計は，身体の測定時の瞬間における血糖値を測定するものである．そのため，糖尿病の疑いのある方でも測定前にあらかじめ摂食を控えるなどその時だけ身体を整えることで，正常な測定値を得

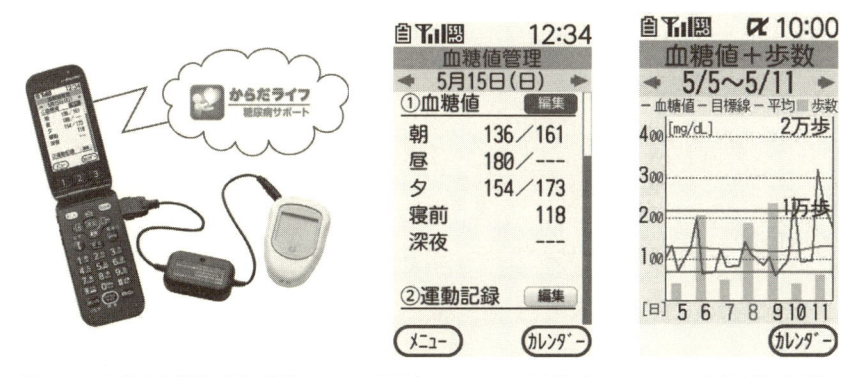

図 6.42 血糖計を携帯電話に接続しデータ管理するシステム（血糖計：アークレイ株式会社（同社の掲載許諾済み），サービス提供元：富士通株式会社）．左：血糖計を携帯電話に接続している様子，中央：血糖値管理画面，右：血糖値および歩数グラフ．

ることも可能であり，それでは検査としては意味を持たない．しかし，幸いなことに血液中には長期間の平均的血糖値を推測する指標となる成分が含まれている．HbA_{1c}（ヘモグロビン A_{1c}）という一種のタンパク質は過去12ヶ月の血糖値を示すとされ，これが6.5％以上になれば糖尿病の可能性が高いと考えられる．現在，HbA_{1c} を知るには健康診断時，あるいは病院などで調べてもらうしかないが，HbA_{1c} を酵素法にて検出するための組み替え酵素の研究などが進められており，将来的には簡易測定器が実現するかもしれない．

これまで述べてきた様に糖尿病のコントロールには血糖測定が最も望ましい方法ではあるが，より簡単な方法としては尿糖測定がある（図 6.43）．糖尿病の人の場合，食後の高血糖のために腎の排泄閾値を越え，その越えた分が尿糖として現れる．尿糖値は食後12時間後にピークに達するが，その時点で測定すると良いとされている．尿糖計は血糖計とは異なり，何度も繰り返して利用できるという利点もある．

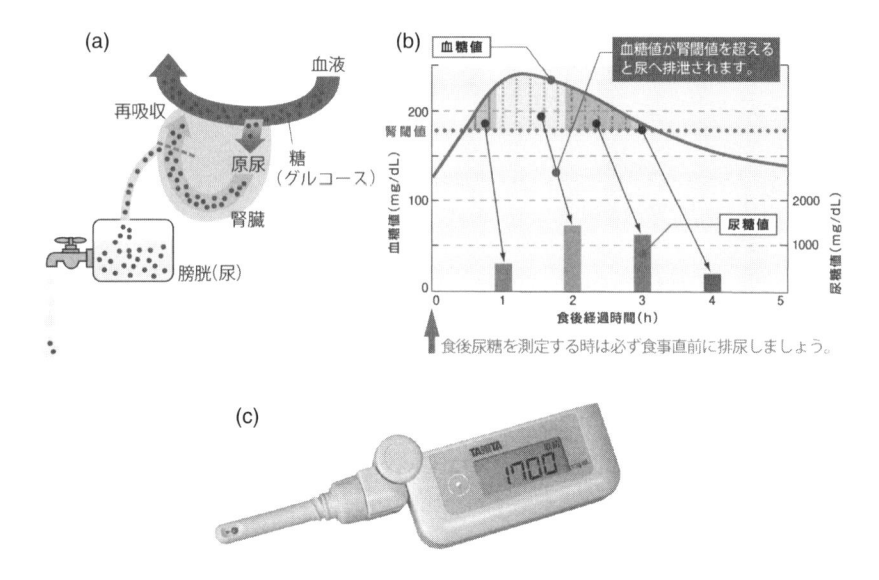

図 6.43 尿糖計（株式会社タニタ製，同社より許可を得て掲載）．左上：腎臓の機能，右上：血糖値と尿糖値との関係，下：尿糖計写真

6.6 まとめ

本章では家庭に食品が入ってから後のセンシングを通しての健康維持管理について解説した．本章の執筆を通して，すでに多くのセンシング技術が家庭に入り込んでいることにあらためて感心するとともに，まだまだニーズがありながら実現されていない技術があることにも気付かされる．たとえば，冷蔵庫に入っている食材から推奨メニューを自動的に作る技術，料理に含まれる必須栄養素を測定する技術，料理の美味しさを測定し自動的に調味料の調節をする技術などが実現できると良いかもしれない．今後の技術の一層の進展を通して我々の未来が明るいものとなることを念じつつ本章を締めくくりたい．

コラム6：東日本大震災と食の安全・安心

　2011年3月11日，日本列島を揺るがした東日本大震災が発生した．岩手県盛岡市の職場にていつものようにPCに向かっていた私は，そのあまりの長さと大きさに驚き，外へ出てみると街は停電し，信号機も消えていた．自宅へ戻り避難勧告に従い，隣接する高校の体育館へ避難した．やがて電気が復旧し，TVから流れる津波の被害に涙した．

　避難所では数回の配給があり，乾パンやフリーズドライ食品を初めて食したが，これが長期にわたると健康障害につながらないだろうかと危惧したことを覚えている．厚生労働省では避難生活における食事・栄養のとり方に関する周知活動を実施し，災害対策基本法に基づき全国の栄養士らが被災地に派遣され，特に乳幼児，妊産婦，高齢者，有病者らへの適切な食生活支援活動が期待される．

　夏には節電・計画停電が実施され，豆腐業者の倒産や，食中毒の発生が危惧された．食中毒に関しては関係各省，自治体の努力も手伝い，大規模危害発生に至らなかったことは不幸中の幸いかもしれない．

　東京電力福島第一原子力発電所から放出された放射性物質の影響で，肉類，野菜類の暫定規制値を超えたことによる出荷制限に追い込まれた事業者も多い．消費者庁，厚生労働省を中心に食の安全に関する情報が公表されているが，このまま継続的に情報が発信され続けることを切に願うしだいである．

　冬になり，東京では乾燥注意報が連続33日（2012.1.17現在）となり，野菜類が順調に育っていない状況である．放射能物質の影響も相まって今後の肉類，野菜類の高騰が懸念される．

　明けない夜はない（シェイクスピア）．日はまた昇る（ヘミングウェイ）．今こそ，ワン・フォー・オール，オール・フォー・ワン（デュマ）．『がんばろう！！日本』

（三好 扶）

▶参考文献◀

[1] 農林水産省，食品の期限表示について：
http://www.maff.go.jp/j/jas/hyoji/kigen.html
[2] 加工食品品質表示基準：
http://www.maff.go.jp/j/jas/hyoji/pdf/kijun_02.pdf
[3] 厚生労働省，家庭で出来る食中毒予防の6つのポイント：
http://www1.mhlw.go.jp/houdou/0903/h0331-1.html
[4] 危害分析重要管理点：HACCP
Food Safety in Kitchen: a "HACCP" Approach, 米国農務省食品安全検査局
[5] ISO22000『食品安全マネジメントシステム――フードチェーンに関わる組織に対する要求事項(Food safety management systems-Requirements for any organization in the food chain)』
[6] 厚生労働省，水道水における放射性物質対策について検討会報告（中間取りまとめ）: http://www.mhlw.go.jp/stf/shingi/2r9852000001g9fq.html
[7] エチレンガス用吸収材と梱包材，特許第3218032号
[8] エチレンガス除去方法と濃度制御方法，特許第3250196号
[9] エチレンガスセンサと定量方法，特許第3250197号
[10] ホームITシステムFEMINITY：
http://feminity.toshiba.co.jp/feminity/
[11] 情報サービスシステム及びサーバ装置，特開2003-263543
[12] 物品管理システム，食材冷蔵システム及び食材冷蔵プログラム，特開2006-139551
[13] 島田敦子・今井悦子編著：『調理とおいしさの科学』放送大学教材（1998年3月）
[14] 中坊幸弘，木戸康広：『応用栄養学 第2版』㈱講談社サイエンティフィク, pp. 101,102(2011. 2. 10)
[15] 農林水産省：食事バランスガイドについて
[16] 日本健康科学学会，第20回学術大会 2004. 9. 25 公開講演会
「近赤外分光技術による食品および食材のカロリー測定装置の開発」発表資料より
青森県工業総合研究センター 花松憲光博士：
http://calorieanswer.com/principle.html
[17] 石原淳子，料理画像を用いた食事評価の疫学研究への応用に関する基礎的検討, 栄養学雑誌, Vol. 67(5), pp. 252-258(2009)
[18] 海老原泰代，携帯電話の写真付きメールを用いた食事相談による個別減量支援プログラムの実用性の検討, 日本健康教育学会誌, Vol. 17, pp. 175-183(2009)
[19] 井手一郎，映像情報メディア学会誌, Vol. 63, No. 2, pp. 156-160(2009)
[20] foo.log株式会社ホームページ, FoodLog：
http://www.foo-log.co.jp/business.foodlog.html
[21] 厚生労働省ホームページ：平成21年国民健康・栄養調査結果

[22] 株式会社タニタホームページ，しおみスプーン：http://www.tanita.co.jp/tanita/hp/productSearchExec.do?_category=73&banner=on
[23] 株式会社佐藤計量器製作所ホームページ，塩たまご：
https://www.sksato.co.jp/modules/shop/product_info.php?products_id=898
[24] 株式会社アタゴホームページ，デジタル塩分計：
http://www.atago.net/japanese/products_salt.html
[25] 株式会社マッシュルームソフトホームページ：
http://msrsoft.com/enbun/outline/index.htm
[26] 日本制禦機器株式会社：
http://www.nihon-seigyo.co.jp/research/index.html
[27] 株式会社ジェイ・ケイ・インターナショナル：
http://www.food-analysis.jp/f_kit/product/005.php
[28] 一般財団法人 家電製品協会：『生活家電の基礎と製品技術』NHK 出版協会, pp. 10, 73, 83, 84, 86–89(2009)
[29] 日経ものづくりホームページ：http://techon.nikkeibp.co.jp/article/HONSHI_LEAF/20050925/108888/?ref=RL3
[30] 農林水産省ホームページ：食品ロスの現状
[31] Whole Food 協会：
http://whole-food.jp/message/index.html
[32] 農林水産省ホームページ：食料の安定供給の確保に関する施策の整理　平成 21 年 4 月
[33] 農林水産省ホームページ：平成 22 年度 食料・農業・農村白書
[34] 厚生労働省，日本人の食事摂取基準（2010 年版）：
http://www.mhlw.go.jp/bunya/kenkou/sessyu-kijun.html
[35] 藤島一郎：『脳卒中の摂食・嚥下障害』. 医歯薬出版 (1998)
[36] 特開 2004–254876 運動機能補助装置及び方法
[37] 特開 2008–125696 食事支援システム
[38] 特開 2008–220495 運動機能支援装置
[39] Takuya Akashi 他：Interactive interface with evolutionary eye sensing and physiological knowledge, 電気学会論文誌 C 編, Vol. 129(7), pp. 1288–1295(2009)
[40] 厚生労働省，歯科保健と食育の在り方に関する検討会報告書「歯・口の健康と食育〜噛ミング 30（カミングサンマル）を目指して〜」：
http://www.mhlw.go.jp/shingi/2009/07/s0713-10.html
[41] 咀嚼計「かみかみセンサー」, 日陶科学株式会社：
http://www.nittokagaku.com/kamikami/index.html
[42] 秋吉正敏 他：嚥下時舌運動および舌と口蓋との接触様相に関する研究, 日本矯正歯科学会雑誌, Vol. 54(2), pp. 102–111(1995)
[43] 佐々木誠 他：重度障害者の意思伝達を目的とした舌運動推定法, 生活生命支援医

療福祉工学系学会連合大会 2011, CD-ROM
[44] 厚生労働省ホームページ,日本人の食事摂取基準(2010年版):
http://www.mhlw.go.jp/houdou/2009/05/h0529-1.html
[45] Lubert Stryer, Biochemistry, 2nd Ed., W.H. FREEMAN, New York.
[46] Intersalt Cooperative Research Group, "Intersalt: an international study of electrolyte excretion and blood pressure. Results for 24 hour urinary sodium and potassium excretion", BMJ, Vol. 297, pp. 319–328 (1988).
[47] Kurnik, R. T., Berner, B., Tamada, J., Potts, R. O., "Design and simulation of a reverse iontophoretic glucose monitoring device", J. Electrochem. Soc, 145 (12), 1998, pp. 4119–4125.
[48] Arnold, M. A., Small, G. W., "Determination of physiological levels of glucose in an aqueous matrix with digitally filtered fourier transform near-infrared spectra", Anal. Chem, 62, 1990, pp. 1457–1464.
[49] Marbach, R., Koschinsky, TH., Gries, F. A., Heise, H. M., "Noninvasive blood glucose assy by near-infrared diffuse reflectance spectroscopy of the human inner lip.", Appl. Spectr, 47(7), 1993, pp. 875–881.
[50] Noda, M., Kimura, M., Ohta, T., Kinoshita, A., Kubo, F., Kuzuya, N., Kanazawa, Y., "Completely noninvasive measurements of blood glucose using near-infared waves.", Int. Congr. Ser, 1100, 1995, pp. 1128–1132.

第7章 食と放射線

7.1 はじめに

　2011年3月11日東日本大震災に伴う福島第一原発の事故が発生し，福島県を中心とする原発周辺地域における放射能汚染が問題となっている．稼働中の原子炉内では，ウラン235が核分裂を起こしながら熱とともに熱中性子を発生させ，その熱中性子により次から次へと核分裂連鎖反応が起こり，反応が臨界状態（連鎖核分裂反応）に達した状態で発生する「熱」で水を温め水蒸気を作りタービンを回すことによって発電を行っている．今回の事故では，津波による電気系・冷却系設備の冠水により，原子炉がコントロール不能になり，震災直後，原子炉の運転停止はしたものの，停止後の原子炉内の冷却ができなくなり，結果として炉心溶融すなわちメルトダウンという重大な事故に至った．原子炉の運転停止後は，核分裂は停止するものの，核分裂片は放射化しているため，α線（ヘリウムの原子核）やβ線（電子線）などを放出して熱を発生する．そのため，冷却を継続して行わないと，崩壊のエネルギーが炉心中（核燃料など）に蓄積されることとなる．それ故，原子炉は停止後も炉心部の継続した冷却が不可欠である．もちろん使用済み核燃料に関しても，継続した冷却を行わなければいけない．

　今回の事故では，その冷却が行えない状態が続き，最終的にはメルトダウンに至った．たとえば，核分裂が停止しても，停止から1秒ほどで約7%の熱が放出されており，1日後でも約0.6%の熱を放出する計算になる．100万kWの原子炉では，その7%というと，7万kWに相当し，0.6%は6000kWに相当することになる．これは莫大なエネルギーであり，一家庭の消費電力を約5kWhとすると，6000kWというのは1200世帯分の電力に相当することになる．すなわち，原子炉は運転停止後も，このように大きなエネルギーを熱として発生するわけである．それ故，運転停止後も冷却水を継続的に供給しなければ，炉内の温度は上昇し，メルトダウンへの道をたどることは容易に想像できる．今

回の事故では，地震直後の緊急原子炉運転停止は行えたものの，その後の炉心の冷却が滞ったため，炉内の温度が上昇し，最終的には，核燃料被覆管を構成している Zr（ジルコニウム）化合物と炉内に発生した高温水蒸気が反応し大量の水素が発生した．その結果，大量に発生した水素は炉心容器内で高圧となり，漏れて原子炉建屋にたまった水素が空気中の酸素と反応し爆発し，建屋並びに炉心の一部に損傷を与え，原子炉内に蓄積された放射性物質（核分裂片など）が原子炉建物外に飛散した．飛散した核分裂片のおもなものとして，ヨウ素 135（半減期約 6.7 時間），ヨウ素 131（半減期約 8 日）セシウム 137（半減期約 30.1 年）およびストロンチウム 90（半減期 28.8 年）などが考えられ，これらの放射性同位元素は，周辺地区の土壌の長期間にわたる汚染，野菜など作物の汚染，放射性物質の体内取り込みによる体内被ばくなどの危険性をもたらすこととなった．

　以上のように，原発事故による放射能汚染は深刻な問題であり，今後，我々の食生活にも多大の影響を与え続けていくものと思われる．本章では，「食と放射線」ということで，特に原発事故による食物の汚染と汚染の伴い発生する放射線のモニタリングについて言及する．

7.2　放射能・放射線とは

　上述したように，東日本大震災に伴う福島第一原発事故による放射能汚染が問題となっている．福島第一原発の事故では，津波による原子炉電源のダウンにより，原子炉の制御が不能となり，結果的には，メルトダウン，それに続く原子炉内圧力の上昇に伴うベント作業・水素爆発などにより，原発を中心とする周辺地域への放射能汚染が生じてしまった．初期には，放出された放射性ヨウ素（^{131}I：半減期約 8 日）による汚染が広がるとともに，その後，放射性セシウム（^{137}Cs：半減期約 30 年）による汚染が広がり，地域住民の健康への影響はもとより「食の安全・安心」への影響が問題となっている．図 7.1 に原発事故により放出された周辺地域を汚染させている放射性同位元素を同定するために観測された原発周辺での放射線のエネルギースペクトルを示す．このスペクトルはゲルマニウムを用いた半導体放射線検出器を使って測定したものであ

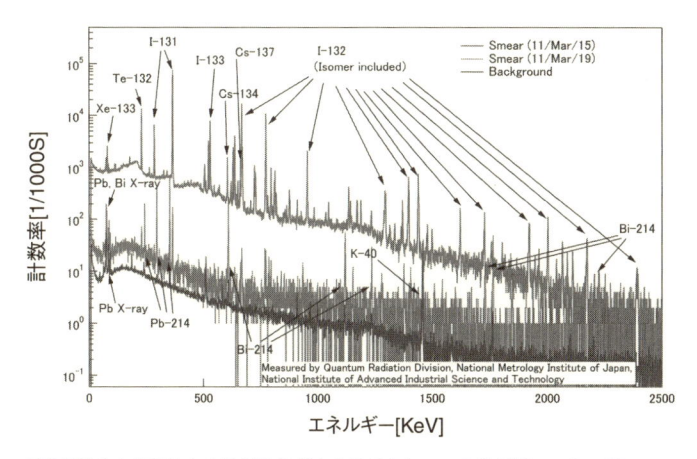

図7.1 福島原発から放出された放射性物質から放出されている放射線のエネルギースペクトル [1]
（産業技術総合研究所の震災関連：筑波センター放射線測定結果を引用）

る [1]．放射性物質から放出される放射線は，そのエネルギーがわかっているため，このような放射線のエネルギースペクトルを測定することで，どのような放射性物質で汚染されているかがわかる．図からわかるように，放射性ヨウ素，放射性セシウムに起因した放射線が放出されており，汚染物質としてこれらの放射性物質が特定できるわけである．

原発からまき散らされたこれらの放射性同位元素は，いずれも「放射線」を放出しながら，安定な元素へ壊変する．その際，放出される放射線の種類とエネルギーは放射性同位元素が何であるかで異なり，たとえば，^{131}I であれば，図7.2に示すように，333.8 [keV] および 603.3 [keV] のベータ線（β線）を放出しながら ^{131m}Xe を経て，さらに，364.5 [keV] および 637 [keV] のガンマ線（γ線）を放出して，最終的には安定な ^{131}Xe なる [2]．安定な ^{131}Xe へと壊変していく過程で放出される放射線は時間とともに減少するのであるが，その目安を示すのが半減期 (Half-life) であり，^{131}I では約8日間で，放射線の強さは半分となる．それ故，放射性 ^{131}I では，24日間で，放出される放射線は，初期の放射線の強さの1/8となるため，原発事故で放出されてから，約1カ月以上過ぎれば，放出される放射線（β線とγ線）も弱くなり，人体に与える影響も低くなる．一方，放射性の ^{137}Cs は，図7.3に示すように，0.512 [MeV] の β線

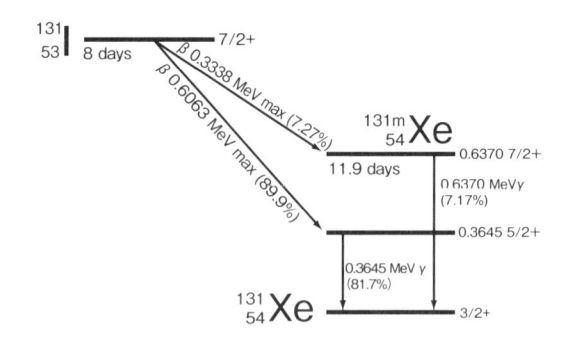

図 7.2 放射性ヨウ素131の自然崩壊図．β線（エネルギー：606 [keV]）とγ線（エネルギー：365 [keV]）を出して，放射線を出さない安定なXeに壊変していくが，その半減期が約8日間と短い [2]．

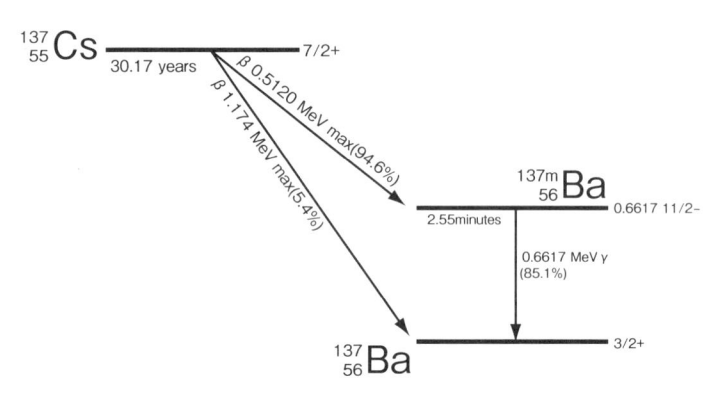

図 7.3 放射性セシウム137の自然崩壊図．0.512 [MeV]のβ線と0.611 [MeV]のγ線を出して安定なBaに壊変していくが，放射能の強さは30年でやっと半分（半減期が30年）になるため，長期にわたって我々の周りに放射線を出し続ける [3]．

と0.611 [MeV]のγ線を出して安定な^{137}Baに変化していくが [3]，その半減期が約30年であるため，放出される放射線は依然として強く，その放射線の強さは，30年後に至っても約半分となるだけであり，当分の間，我々は放射性^{137}Csの汚染と戦わねばならない．

　上述したように，問題となっている放射性同位元素から放出される放射線は，β線とγ線であると述べたが，それ以外の放射線はあるのか？　放射線にはどのような種類があるのか？　という疑問については，以下のようにお答

表7.1 放射線の種類とその性質

種類		実体	性質	備考
電磁波	X線	原子核の軌道電子の遷移を起源とする電磁波	γ線に比べると波長が長い（エネルギーが小さい）電磁波	病院で受けるX線間接撮影に使う放射線で，その透過力は高く，遮蔽には鉛が使われる
	γ線	原子核内のエネルギー準位の遷移を起源とする電磁波	放射性同位元素などから放出される電磁波でそのエネルギーは高い	X線よりさらにエネルギーが高く，γ線治療に使われる．遮蔽には鉛が使われる
粒子線	α線	ヘリウムの原子核（プラスの電荷を持つ）	質量が大きいため，紙一枚で遮蔽できる	人間に対しては皮膚の表面でそのエネルギーは吸収される
	β線	電子	電子であるためマイナスの電荷を持つ	電子の質量は，α線の1/7360
	中性子線	中性子	中性であるため電荷はなし．中性子の質量は電子の約840倍	透過力が高く，鉛も通過する．コンクリートや水で遮蔽
	その他の粒子線	陽子（加速器で生成），炭素(C)線などの重粒子線（癌治療），1次宇宙線（陽子をはじめとする荷電粒子），2次宇宙線（μ粒子）	宇宙空間を飛び交う高エネルギー荷電粒子	銀河系内を起源とし，超新星の残骸などにより加速され地球上に降りそそぐ

えしたい．まず「放射線」の定義であるが，「放射線とは，物質に対して電離(Ionization)・励起(Excitation)作用を及ぼす電磁波（光子）や粒子の流れ（粒子線）」とされる．表7.1に放射線の種類とその性質を示す．また図7.4には，各種放射線の透過力を模式的に示す[4]．放射線を分類すると，表7.1に示すように電磁波（X線，γ線）と粒子線（α線，β線，中性子線など）に大別でき，それぞれの放射線の透過力はそれがどのような放射線なのかで異なるとともに，そのエネルギーが高いほど透過力が高くなる．

7.3 食品の放射能汚染

食品の放射能汚染では，①大気中に飛散した放射性同位元素の米・野菜・果

168　第7章　食と放射線

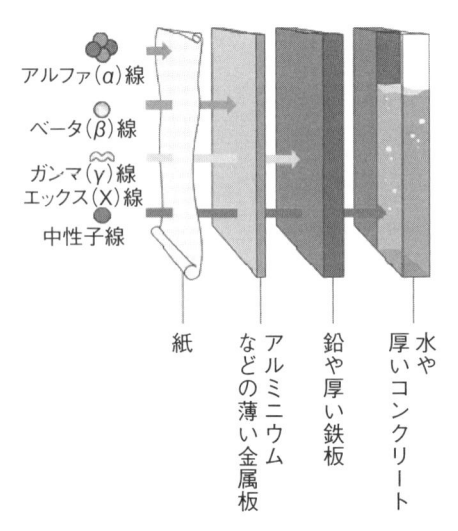

図 7.4　放射線の種類とその透過力 [4]

物などの食物上への堆積，②放射性同位元素が雨水に混ざり土壌に流れこみ蓄積される，③放射性同位元素の海への拡散・堆積などにより汚染が広がり，色々な食物にそれらの放射性同位元素が取り込まれる．特に食物による場合は，放射性同位元素を含む食物・水などの体内摂取により体内被ばくが問題となる．

図 7.5 に，放射性同位元素で汚染されたキャベツ（左図）と汚染されていないキャベツ（右図）の写真を示す．

また，図 7.6 には，図 7.5 に示した 2 種類のキャベツ（左図：汚染されたキャベツ，右図：汚染されていないキャベツ）の放射能分布を 2 次元の放射線イメージセンサであるイメージングプレート（IP：Imaging Plate）で測定した図である（なお，IP の原理については後で詳細に述べる）．図からわかるように，汚染されたキャベツに対する放射能分布の画像（左図）には，くっきりとキャベツの全体がイメージングされており，しかもところどころ黒くなっているところが見て取れる．一方，右図には，一切イメージが写っておらず，放射線同位元素に汚染されていないのがわかる [5]．特に左図の汚染されたキャベツの画像で黒の濃くなっているところは，それだけ放射性同位元素で汚染されてお

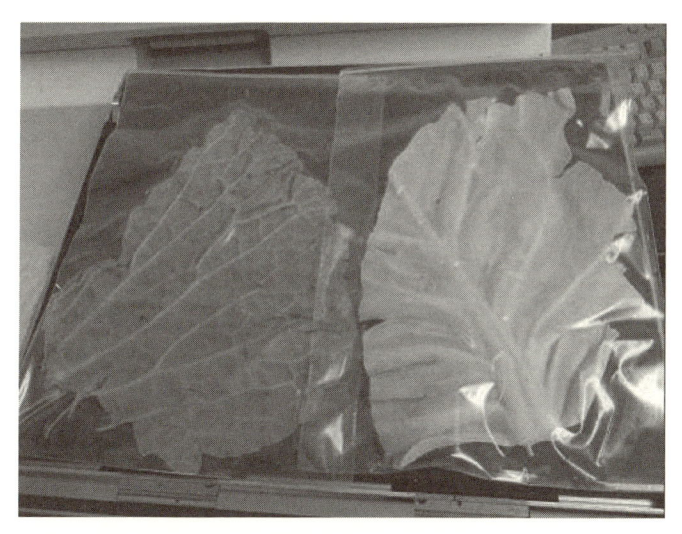

図 7.5 放射性同位元素で汚染されたキャベツ（左図）と汚染されていないキャベツ（右図）の写真（金沢大学：柴　和弘教授より提供）.

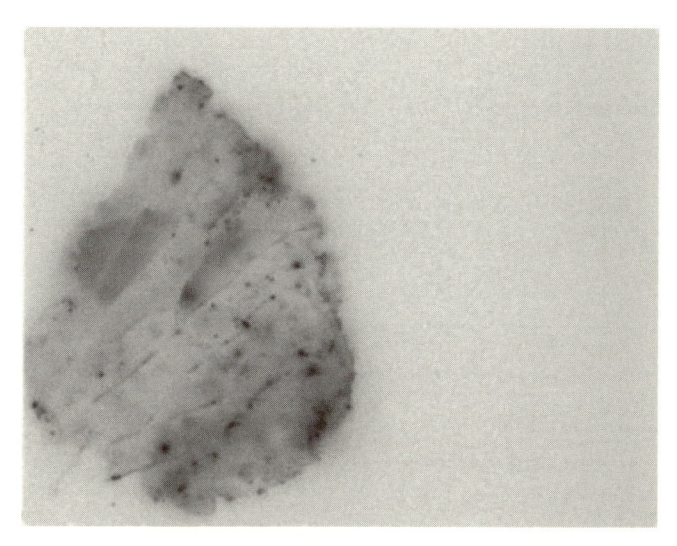

図 7.6 イメージングプレートにより測定したキャベツの放射能分布の測定結果（左図：汚染されたキャベツ，右図：汚染されていないキャベツ）．右の汚染されていないキャベツは何も映っていない（金沢大学：柴　和弘教授より提供）.

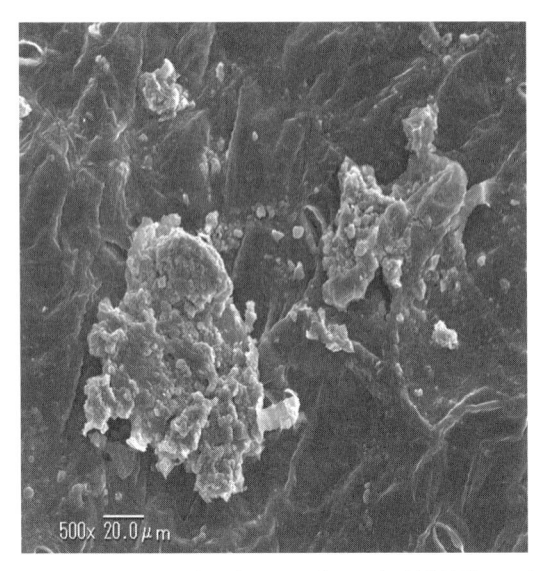

図7.7 放射性同位元素で汚染された野菜の葉の SEM 像の写真(大阪大学 ラジオアイソトープ総合センター:清水喜久雄教授より提供)

り,放射されている放射線の強度が高くなっていることがわかる(黒化度が高いほど,その場所から放射されている放射線量が高い).図7.7には,黒い点になっている付近の走査型電子顕微鏡 (SEM:Secondary Electron Microscopy) 像を示す.ちょうど中央より右ヶ所にゴミの塊のようなものが見え,この中に放射性同位元素が含まれているものと思われる.

上に示したように野菜の放射能汚染を視覚化して観測できる2次元の放射線イメージセンサであるイメージングプレートすなわち IP を使うことで,放射性同元素で汚染された野菜の葉などの放射能分布を画像化し,目で見てどこが汚染されているか判断ができる.この IP の技術は,現在,病院などで行われている X 線により医療診断現場において,従来から使用されている写真フィルムに代わる新しい X 線イメージ媒体として広く使われるようになってきており,医療現場ではその威力を発揮している.

以上のように,IP を使うことで野菜などの放射性同位元素による汚染を画像化して見ることができる訳であるが,この IP はどのようなメカニズムで放射線をイメージングしているのであろうか? 次に簡単に説明をしよう.IP で

は，輝尽性蛍光体(Photostimulable Phosphor)で生じる発光 (Luminescence) 現象が利用されている．このIPのX線に対する感度は，写真フィルムに比べ3桁ほど高く，微弱なX線で2次元画像を写しだすことができるため，X線による間接撮影を受ける際に受診者の被ばくを約3桁落とすことが可能である．

図7.8に，このIPに使われている輝尽発光(PSL：Photostimulated Luminescence)現象の原理を示す[6]．使われている蛍光体はBaFBr:Euという蛍光体で，この蛍光体には光を出す希土類元素のEuが適量ドープされている．X線が蛍光体に入射すると，そのエネルギーで蛍光体中には，電子-ホール対が生成される．普通の蛍光体では生成された電子とホールはすぐに再結合して消失してしまうが，この輝尽性蛍光体では，X線により生成された電子とホールは，蛍光体中の格子欠陥(Lattice Defects)や不純物イオンにいったん捕えられる（捕獲）．この状態がX線の情報を記憶した状態で，室内の暗所に保存すれば，記憶した情報は消えることなく保存される．記憶した情報を読み出す際は，適当な波長（エネルギー）の可視光線（刺激光という）をこの蛍光体に照射し，捕獲された電子にそのエネルギーを与え，ふたたび自由にすることで，近くで捕獲されているホールと再結合させ，その再結合エネルギーが光の形で放出(PSL)される現象が輝尽発光現象と呼ばれるものである．その際，発光すなわちPSLの強さが，あらかじめ照射されたX線の量に比例することから，放射線の2次元イメージセンサあるいは2次元の放射線量計として使うことが可能となるわけである．それ故，このIPを写真フィルムと同じようにおおよそA4サイズにし，X線を感光させたのち，情報を読み出すための可視光線を2次元的にスキャンすることで，X線の2次元イメージ像が得られることになるわけである．検出された発光は，AD変換され，すべての情報はコンピュータに取り込むことが可能である．それ故，写真フィルムでは，撮影の後，フィルムを現像する必要があるが，このIPでは，現像をする必要がなく，しかもデータをすべてコンピュータにデジタル信号で保存できるため，病院などで各患者のX線写真フィルムを保存するためのスペースも必要なく，大変便利なX線の2次元イメージ媒体として使用することが可能である．

上述の説明は，専門外の方にとっては理解するのが少し難しいと思うが，以上のようなメカニズムを理解していただければ，このIPを使うことで，たと

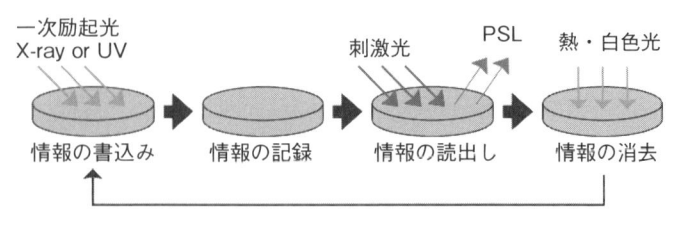

図 7.8 輝尽発光現象を用いたイメージングプレートの原理 [7]

えば，放射性物質に汚染された植物などの葉の表面汚染分布の具合を簡単に見ることが可能となることがご理解いただけるのではないだろうか．

3月11日に起きた原発事故以降，放射能汚染について以下のような報道がなされてきた．

(1) ほうれん草，原乳の放射能汚染による出荷制限 (2011/3/21)
(2) 東京都の浄水場で子どもに飲用不適の放射性ヨウ素検出 (2011/3/24)
(3) 福島沖のコウナゴから放射性ヨウ素検出 (2011/4/20)
(4) 郡山の下水汚泥から高濃度の放射性セシウム検出 (2011/5/2)

これらからわかるように原発事故直後では，放射性ヨウ素による汚染がクローズアップされ，2ヶ月経過以降は，放射性セシウムによる汚染が話題となっている．特に，野菜（ほうれん草）の汚染については，風評被害も含めて深刻な問題となり，除染方法の検討も喫緊の課題となっていることは，皆さんも報道などでご承知のことと思う．

一方，放射性同位元素による食物（野菜），水および土壌などの除染に関しては，原発事故以降，いろいろな研究機関において検討が行われてきたが，以下のその取り組みの一部を紹介する．

まず汚染された野菜などに付着した放射線物質の除去法に関して，以下に示すような検討がなされた [5, 7]．

(1) 野菜に付着した放射性物質の物理的な除去法・・・①流水，温水による洗浄，②超音波洗浄，③シャワー洗浄
(2) 野菜に付着した放射性物質の化学的な除去法・・・①洗剤，②酸・アル

カリ溶液，③還元剤（次亜塩素酸ナトリウムやアスコルビン酸など）

その結果，汚染放射線物質が何であるか（ヨウ素かセシウムか）により違いはあるものの，①水洗いにより放射性ヨウ素は約30％，放射性セシウムでは約50％が除染できるものの，物理的方法（温湯，超音波洗浄）によって放射能物質を完全に除去することは難しいことが報告された．一方，雨水からの放射性物質の除去に関しては，ポット型浄水器による浄化が検討され，活性炭やイオン交換樹脂などを使うことで，約70％の除去が可能であるとの結論は得ているものの，特に放射性ヨウ素131については，1回の浄化では取り除くことがかなり難しいことが指摘された．しかし，最低2回以上の繰り返し浄化を行うことで，約90％の除去が可能であることも報告されている [8]．

7.4 各種放射線センサによる放射性同位元素からの放射線のモニタリング

7.4.1 放射線の単位

福島原発の事故以降，新聞や報道で「ベクレル：Bq」，「グレイ：Gy」，「シーベルト：Sv」といった放射線の単位をよく耳にする．これらはいずれも放射線の強さや，人間に対して与える影響を含んだ放射線量を表す単位である．上に述べたように，「放射能」とは放射線を出す能力を表しており，このような能力のある物質を放射性物質 (Radioactive Materials) あるいは放射性同位元素 (Radioactive Elements) と呼んでいる．放射能は「単位時間当たりの放射性壊変の数」と定義され，その単位にはベクレルが用いられる．まず，ベクレルという単位であるが，これは「放射線を出す能力を表す単位」を表していて，1 [Bq] とは，放射性同位元素が1秒間に1回壊変する際に放出する放射線の強さを表している．しかし，この放射線量は，あくまでもその場所における放射線の強さ（照射線量：Exposure Dose）であって，人間を含む物質がそのすべてを吸収する訳ではない．それでは物質が放射線を浴びて吸収するエネルギーはどのように与えられるのか？ を考えてみよう．物質に吸収された放射線量を表すのが「グレイ：Gy」という単位である．1 [Gy] とは，物質1 [Kg] あた

り1 [J] のエネルギー吸収があるときの放射線量を示す．それ故，放射線の影響を議論する場合は，基本的にはこの吸収線量 (Absorbed Dose) で議論をしないといけないということになる．一方，シーベルトは，放射線が「人間」に当たった時にどのような影響があるかを評価するために定義された単位である．このシーベルトの値は，まず人間の体全体あるいは臓器などを「もの」と考えて放射線から受けたエネルギーの量であるグレイを求め，さらに人間への影響として数値化するために，受けた放射線の種類，受けた体の部位を評価して，下記の式から計算されたものである．

$$シーベルトの値 = グレイの量 \times 放射線荷重係数 \times 組織荷重係数$$

ここで，放射線荷重係数とは，放射線の種類による影響の違いを表す係数であり，たとえば，β線やγ線では値が1で，α線では値が20となる．また，組織荷重係数は，臓器などの組織別の影響の受けやすさを表す係数で，たとえば，肺，胃，骨髄などは 0.12 の値であり，食道，甲状腺，肝臓および乳房に関しては 0.05 の値となり，皮膚や骨の表面では 0.01 となる．それから，よく耳にする単位が「Sv/hr」という単位で，これは，単位時間すなわち1時間当たりに人間に吸収される放射線量（グレイ×荷重係数）を表している．このように単位時間当たりの放射線量のことを線量率 (Dose Rate) と我々は呼んでいる．

7.4.2 アクティブタイプ（能動型）とパッシブタイプ（受動型）の放射線センサ

放射線センサには，大別して，その場の放射線量率を測るセンサと当たった線量を積分して測るセンサがある．前者はアクティブタイプ (Active Type) と呼び，後者はパッシブタイプ (Passive Type) と呼ばれている．前者には，一般的にはサーベイメーターと呼ばれ，電離箱 (Ionizing chamber)，比例計数管 (Proportional Counter)，GM計数管 (Guiger-Muller Counter)，半導体検出器 (Semiconductor-type Detector)，シンチレータ (Scintillator) などがあり，後者のセンサとしては，熱ルミネッセンス (Thermoluminescence) 線量計，OSL(Optically Stimulated Luminescence) 線量計，DIS (Direct Ion Storage) 線量計，ガラス線量計 (Glass Dosimeter) などがある．前者は，原発事故により

表7.2 検出原理から分類した放射線量計

検出原理	放射線センサ	備考
気体の電離作用を利用	電離箱，DIS	積分型もある
	比例計数管	放射線のエネルギー測定可能
	GM計数管	β線用，γ線には感度悪い
固体の電離作用を利用	半導体検出器	集積化・小型化が可能
蛍光作用を利用	シンチレータ	エネルギースペクトルの計測が可能
	熱ルミネッセンス線量計，ルクセルバッチ	個人被ばく線量計（積分型）
	ガラス線量計	個人被ばく線量計（積分型）
写真作用を利用	フィルムバッジ	写真に感光させる

汚染された区域での放射線量率（単位時間当たりの放射線量，たとえば[Sv/h]）の測定に用いられ，一方，後者のセンサは，原発や病院の放射線科などで働く作業従事者の積分した被ばく線量を測るために用いられている．表7.2に検出原理に基づいて分類した放射線量計(Radiation Dosimeter)の一覧を示す．

7.4.3 個人被ばくモニタリングと環境放射線モニタリング

原発事故が起きて，我々の身の周りの放射線量がどのような値になっているか？ 大きな関心事であるが，本当の意味で，その線量の評価を行うには，事故前のすなわち平常時の環境の放射線量を測る必要がある．我々の身の回りには，宇宙からの放射線，地球上の岩石やいろいろな物資に含まれる放射性同位元素からの放射線が降り注いでいる．その放射線量は非常に微量であるため，測定をするには微量な放射線に高感度に応答するセンサが必要である．個人被ばくや環境放射線のモニタリングには，前項で述べたパッシブタイプすなわち積分型の高感度放射量計が用いられる [6]．

以下，積分型の個人被ばく線量計の原理について簡単に紹介する．現在最も多用されているのがガラス線量計とルクセルバッチ個人被ばく線量計である．リン酸塩ガラスに発光中心としてAg^{1+}イオンをドープしたガラス線量計では，ガラスに入射した放射線のエネルギーを吸収して発生した電子とホールを

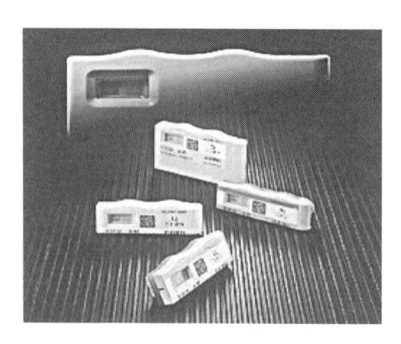

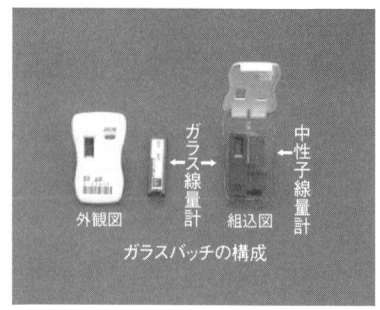

図7.9 ガラス線量計（千代田テクノルより提供）の外観（左）とその構造（右）

Ag^{1+} イオンが捕獲することで，Ag^0 イオンおよび Ag^{2+} イオンが生成される．そのような状態のガラス線量計に紫外線を照射すると，あらかじめ照射した放射線量に比例した Ag イオン独特のルミネッセンスが発せられる．この現象はラジオフォトルミネッセンス (RPL：Radiophotoluminescence) と呼ばれ，この RPL 発光強度を測ることで，放射線量が計測できる．一方，ルクセルバッチは，C をドープした Al_2O_3 蛍光体からできており，この蛍光体における光刺激ルミネッセンス（OSL：Optically Stimulated Luminescence，前出の輝尽発光と同じ現象）現象を利用している．OSL は，放射線により Al_2O_3 内に発生した電子とホールを Al_2O_3 内に導入された格子欠陥にいったん捕獲（トラップ）させ（この状態が放射線の情報を記憶した状態），その後，電子トラップのエネルギーに相当する光（可視光線）で刺激（照射）することで発生するルミネッセンスの強度があらかじめ照射した放射線量に比例することから積分型の線量計として使うことが可能となる．図7.9 および図7.10 にガラス線量計 [9] およびルクセルバッチ線量計 [10] の外観・構造をそれぞれ示す．いずれも，適当なフィルターをつけることで，α 線，γ 線，β 線および中性子線などの積分線量を計測することが可能となる．図7.11 に，異なる線量の γ 線を照射した際の，ガラス線量計の発光の具合を示す．図から線量の増加とともに発光が強くなっていくのがよくわかる．一方，DIS 線量計の原理を図7.12 に示す．このタイプのセンサは，MOSFET(Metal Oxide Semiconductor Field Effect Transistor) を用いた電離箱であり，放射線の入射により電離されたイオンを MOSFET の

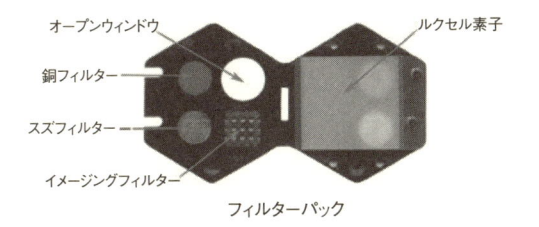

7.4 各種放射線センサによる放射性同位元素からの放射線のモニタリング　177

図7.10 ルクセルバッチ線量計の構造（長瀬ランダウアより提供）

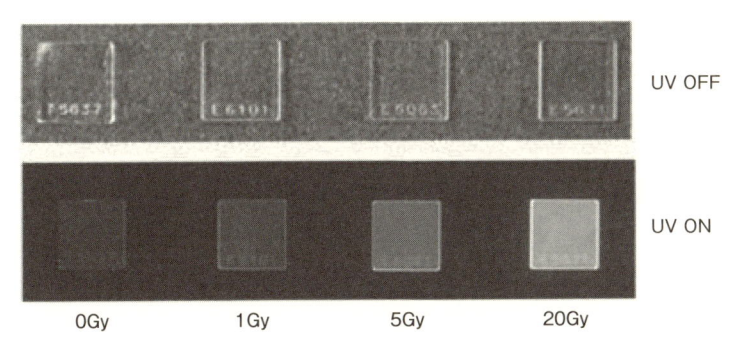

図7.11 異なるγ線を照射したガラス線量計からのラジオフォトルミネッセンス

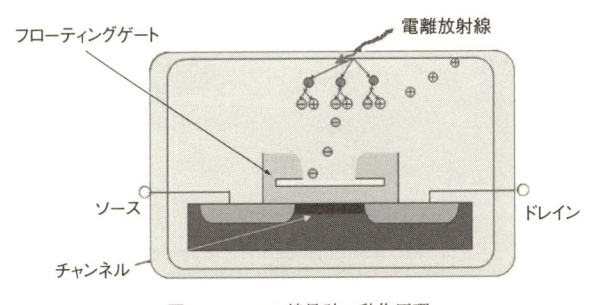

図7.12 DIS線量計の動作原理

ゲートに蓄積させることで，ゲートの電圧変化の伴うソース-ドレイン間の電流量の変化を読み取り線量を計測するものである．このタイプの線量計も個人被ばく線量あるいは環境の放射線モニタリングに使用されている[11-13]．

7.5　放射線による食品の殺菌・殺虫・発芽防止

　食品照射 (Food Irradiation) という言葉を聞いたことはあるだろうか？　日本では，まだ一般的ではないが，欧米では，食品の貯蔵期間の延長と殺菌・殺虫などを目的に，食品にX線やγ線やβ線（電子線）などの放射線を照射する技術が広まっている．この技術は，食中毒の予防や，環境に対して悪影響や残留性が認められる農薬・薬剤の代替手段として注目されている．現在，国際的に最も多く放射線照射が利用されている食品は，香辛料や乾燥野菜などで，放射線照射による殺菌効果を狙ったものである．特に香辛料は加熱殺菌すると，その香味が著しく損なわれること，また，直接に摂食するものであるため薬剤などによる殺菌・殺虫を避ける必要があるなどの理由から，アメリカ，カナダ，全EU加盟国，オーストラリア，ニュージランド，大韓民国，中華人民共和国など46カ国以上で認可されている（日本ではいまだ認可されていない）．食品への放射線照射には，様々な有用性がある半面，放射線照射によって，一部の食品においては，その食品内には存在しなかった新しい物質が微量ながら生成されたり，あるいは発がん性物質が生成されたりする可能性のあることから，現在，日本では，ジャガイモの発芽防止を目的とした放射線照射のみが認可されている．放射線が食品に照射されると，食品を構成している分子の結合が放射線のエネルギーを受けて切れて分解される可能性があり，場合によっては新たな物質が食品の中につくり出されると考えられている．

　食品の放射線照射には，γ線を出すコバルト60やセシウム137などの放射性

表7.3　食品照射に用いられる放射線

照射線源	長所	短所
γ線 (^{60}Co)	☆透過力が強いため対象物の形状や密度に関係なく容易に照射が可能である	★^{60}Coの半減期が5.3年のため，年月とともに放射線の強度が減少する ★処理速度が遅い
X線	☆照射装置の使用実績が大 ☆放射線をいつでも発生させることができる	★装置の冷却が必要
電子線	☆高い線量率が得られる	★装置が大掛かりとなる ★真空が必要

表7.4 食品照射の利用分野

応用分野		吸収線量 (kGy)	品目	備考
低線量処理 (1kGy以下)	発芽防止	0.05〜0.15	ジャガイモ，玉ねぎ，生姜，ニンニク	ほか人参，キクイモなどの根茎菜類を含む
	殺虫・害虫不妊化	0.15〜0.5	豆，穀類，豚肉，乾燥肉，乾燥魚，生鮮果実など	食品の貯蔵や植物防疫を目的に行われる
	熟度調整（成熟）の制御	0.5〜1.0	野菜，生鮮果実など	1kGy以下の線量を照射したマッシュルームは1週間程度貯蔵期間の延長が可能
中線量処理 (1〜10kGy)	貯蔵期間の延長	1〜3	イチゴ，生鮮魚など	食品の物性変化，乾燥野菜の復元や食品の抽出促進
	病原菌や腐敗などに対する殺菌	1〜7	生鮮・冷凍魚介類，生鮮・冷凍鶏肉，畜肉など	対象：サルモネラ菌，病原性大腸菌などの芽胞非形成病原菌，水産・畜産加工品や果実などの腐敗菌
	品質改善	2〜7	乾燥野菜ブドウ	調理時間短縮搾汁率の向上
高線量処理 (10〜50kGy)	工業的滅菌	30〜50	肉，鶏肉，魚介類など	調理済み食品，病院用滅菌食の滅菌など含む
	調味料，食品素材の殺菌	10〜50	スパイス（香辛料），天然ガム，酵素製剤	

同位元素やX線や電子線などを含む電離放射線を放射する加速器などが用いられている．表7.3に食品照射に用いられる各種放射線の特徴を示す．いろいろな放射線（α線，β線，γ線，X線，中性子線など）の中で食品照射に用いられる放射線は，おもにコバルト60から発生される1.17[MeV]と1.33[MeV]のエネルギーをもつγ線，5[MeV]以下のX線および10[MeV]以下のβ線（電

子線）である．電子線はγ線に比べて，透過力が弱いため，厚いものを照射するには不向きではあるが，高い線量率が得られることや，電源を切れば放射線の発生を停止できるなどの利点を有している．また電子線を金属ターゲットに照射することで発生できるX線は，高い透過力を有している点が特徴である．また表7.4に食品照射の利用分野を列挙する．表に示されるように，食品照射は多くの分野で利用されており，その有効性は実証済みではあるが，放射線を使うということで，特に日本では限られた分野での利用にとどまっているのが現状である．

7.6 放射線の人体への影響

　私たちの体の中には，微量の放射性物質が含まれていて，私たちの体の組織・臓器は，ごくわずかではあるが，体内で発生する放射線を常に浴びている．この放射性物質は，私たちが日ごろ何気なく口にしている水や食物を介して，体内に取り込まれたもので，その代表的な放射性物質はカリウム（^{40}K）である．このカリウムは生物には必須の元素で，野菜などの食物が成長するとき，地中のカリウムを取り込むがその中に天然の放射性カリウムが含まれている．ヒトの身体には，体重の約0.2％のカリウムが含まれており，そのうち0.0012％は放射性のカリウムである．また，人体には放射性のカリウムのほかに，放射性炭素（^{14}C）などが微量ではあるが含まれている．1日分の食事に含まれる天然の放射性カリウムの放射能は，約75[Bq]ほどになるが，食事により摂取した放射性カリウムなどは，一方では体外へ代謝により排出もされるので，取り込む量と排出される（代謝）量の釣り合ったところでバランスが保たれる．そのため，体内では，一方的に放射能レベルが上がり続けることはない．

　一方，私たちが生活している鉄筋コンクリートなどの建物などにも放射性物質が微量に含まれていることから，建材などから微量な放射線が放出されており，常にそれらの放射性物質から出ている放射線を身体に受けていることになる．含まれるおもな放射性物質には，前出の放射性カリウム，さらに，地球が誕生した時から地殻に含まれる放射性物質である放射性ルビジウム（^{87}Rb），放射性ウラン（^{238}U）および放射性トリウム（^{232}Th）などがある．それゆえ，壁や

床などの建材に含まれるこれらの放射性物質からは γ 線などの放射線が微量ではあるが出ている．

　さらに，地球には常に宇宙（地球外空間）からいろいろな放射線が降り注いでいる．これらは宇宙線と呼ばれ，地球外空間から地球大気中へ侵入してくる高エネルギー放射線を 1 次宇宙線，1 次宇宙線が地球の大気中に含まれる原子と反応を起こして発生する 2 次宇宙線に分類される．1 次宇宙線の大部分は高エネルギーの陽子 (Proton) である．他に重粒子 (Heavy Particles) や光子 (Photon) なども微量ではあるが存在する．これらの宇宙線は，超新星などの爆発に伴って放出された粒子が発生源と考えられている．大気中に侵入した 1 次宇宙線の大部分は，地表に到達する前に，大気中の酸素や窒素などの原子核と核反応を起こし，さらにエネルギーの低い γ 線などの別の放射線に変わってしまう．これが 2 次宇宙線として地表に降る注ぐことになるわけである．我々が，日常，地上で受けている宇宙線のほとんどはこの 2 次宇宙線である．つまり，地球の磁場や大気層は，1 次宇宙線から我々を守っていてくれているのである．2 次宇宙線には，μ 粒子線，電子線（β 線），γ 線，中性子線や π 中間子などが含まれ，自然放射線への寄与の度合いは，上に記した順に低くなる．

　また，この宇宙線の強さは海抜高度によって変化をし，高高度ほど 1 次宇宙線の量が多くなるで，被ばくする量も増える．飛行機で旅行（東京−ニューヨーク間往復）をすると，約 0.2 [mSv] の放射線を被ばくすることになる．また，私たちは，自然放射線としての宇宙線を一年間に約 0.4 [mSv] 浴びている．これらの値は，地球に生活する一般人が一年間に被ばくする自然放射線量（世界平均）である約 2.4 [mSv]（内訳は，食物から約 0.3 [mSv]，宇宙から約 0.4 [mSv]，大地から約 0.5 [mSv] および放射性ラドンなどの吸入により約 1.2 [mSv]）の約 1/6 に当たることになる．また，胸の X 線集団検診を一回受けると，約 0.05 [mSv] 被ばくすることになり，胃の健康診断では約 0.6 [mSv]，X 線 CT スキャンを受けると約 1.0 [mSv] の放射線を被ばくしたことになる [14]．一方，自然の放射線すなわち宇宙線を含む環境放射線からの被ばくは，上述したように，年間約 2.4 [mSv] であるが，身体の部位（肺，生殖腺および骨髄）によって受ける線量は異なる．ちなみに肺であれば，その内訳は，表 7.5 に示すように，宇宙線から約 0.3 [mSv/year]，地殻から約 0.3 [mSv/year]，体内被ば

表 7.5 人間が環境放射線（宇宙線，地殻，体内に摂取した ^{40}K および体内に吸入した ^{222}Rn など）から受ける放射線量

	肺	生殖腺	骨髄	備考
宇宙線	0.3	0.3	0.3	単位は，mSv / year．ちなみに全身に吸収される自然放射線は，1年間で約 1～2 [mSv]
大地（地殻）	0.3	0.3	0.3	
体内に摂取した ^{40}K	0.2	0.2	0.3	
体内に吸入した ^{222}Rn	0.3	0.02	0.03	

くにより約 0.4 [mSv/year] となる．

　次に，放射線の生物への影響を考えてみよう．放射線を被ばくしたことによる障害のほとんどは，DNA の損傷である．放射線が人体に侵入すると DNA と相互作用をし，その相互作用は，①直接作用 (Direct Reaction) と②間接作用 (Indirect Reaction) の 2 つに分けられる．直接作用は，入射粒子自体や入射粒子が物質と相互作用することにより放出された 2 次電子が直接的に DNA に障害を及ぼす．一方，間接作用では，入射粒子と物質の相互作用により発生した 2 次電子が，生体内の分子と相互作用し，フリーラジカル (Free Radical) が生成されこのフリーラジカルが DNA と反応をして障害を及ぼす．DNA の損傷には，①塩基損傷，②塩基の遊離，③鎖切断（1 次鎖切断と 2 次鎖切断）および④架橋（DNA 鎖内架橋，DNA 鎖間架橋，DNA とタンパク質間架橋がある）などがあるが，これらは人間が本来持つ修復機能により，損傷や障害が起きても一部は修復され，問題にならない場合がある．放射線の被ばくにより発生した DNA 障害すなわち損傷が修復不可能な場合は，最終的には細胞死を招き，確定的影響が発現する．一方，損傷は修復したもののそれが不完全である場合は，細胞に突然変異を起こす可能性が生まれ，その影響は確率的影響となると考えられている．

7.7 まとめ

　以上，「食と放射線」ということで，2011年3月11日に起きた福島第一原発の事故による放射能汚染に関連して，放射線とはどのようなもの？　放射線センサはどういうもの？　シーベルトとはどのような単位？　という疑問にお答えするとともに，放射線センサによる汚染のモニタリング，食品の汚染モニタリングおよび放射線と人体などについて，一部ホットなデータを示しながら紹介をしてきた．いずれにしても，原発事故により引き起こされた放射能汚染がこれからも続いていく中で，我々は，放射線についての正しい知識と見識を持って，放射能汚染と戦っていくとともに，その推移を見守る必要がある．特に，これから問題となる

①除染をいかに行うか
②除染の結果生み出された汚染廃棄物をどのように保存するか
③原子炉の冷温停止とメルトダウンにより炉心の底に溜まっている放射性物質の取出しをどのようにして行うか
④原子力発電所内に溜まった汚染された冷却水の海への流出をどのように抑えるか
⑤使用済み燃料の継続した冷却と廃棄をどのように行うか
⑥今後の原子力発電をどのようにするのか

などなど，我々国民一人一人の問題として，どの様に対処すべきかを考えていかなければならない訳であるが，同時に我々に突き付けられた喫緊の問題として，放射能汚染や放射線に対する正しい知識と判断力を持って対処すべき問題である．

184　第7章　食と放射線

> コラム7：貴方自身も微量ではあるが身体から放射線を出している

　我々の身の回りには，原発事故で発生した放射線に比べ，その量は格段に低い線量であり，人体に影響のない量であるが，自然放射線（Natural Environmental Radiation：おもに宇宙から飛んでくる放射線と地球にある天然の放射性物質から出てくる放射線）が存在する．宇宙から飛んでくる放射線は「宇宙線 (Cosmic Ray)」という名で知られており，宇宙線は，「地球外空間から地球大気中に進入してくる高エネルギー放射線（1次放射線）」と「1次宇宙線が地球大気中の原子と反応を起こして発生する放射線（2次宇宙線）」に分類される．1次宇宙線の大部分は高エネルギーの陽子で，ほかに重粒子や光子なども含む．1次宇宙線の強度は海抜高度により変化し，たとえば富士山頂では東京に比べ約4倍の量の宇宙線を受けることになる．それ故，高度12,000mを飛行する航空機の中では，地上の約100倍以上の線量になる．また，大気中に侵入した1次宇宙線の大部分は地表に達する前に大気中の酸素や窒素などの原子核と核反応を起こし，もっとエネルギーの低いγ線などに変わり地上に降り注いでいる．地球磁場や大気層は高エネルギーの1次宇宙線から私たちを守ってくれるため，宇宙線による被ばくは非常に少ない量であり，私たちは自然放射線としての宇宙線を，一年間に，約0.035 mSvすなわち35μSv程度受ける．

　このように，我々は微量ではあるが，宇宙線などを含む自然放射線を毎日受けていることになるが，実は私たちの体の中には微量の放射線物質が含まれていて，私たちの身体の組織や臓器は，自分自身で，これも極わずかではあるが，体内に含まれる放射線同位元素が発する放射線を常に浴びていることになる．体内に含まれる代表的な放射性物質は，カリウム(^{40}K)である．カリウムは生物に必須の元素で，野菜などの食物が成長するとき，地中から取り込まれ，そのときに放射線カリウムも同時に取り込まれる．一般的な人間（大人）には，体重の約0.2%のカリウムが含まれており，そのうちの約0.0012%が放射性カリウムである．人体には，ほかに，放射性炭素(^{14}C)などが微量だが含まれている．それ故，1日の食事に含まれる天然性の放射性物質である^{40}Kの放射能は，約75 [Bq]になる．図に新鮮な豚肉，バナナおよび生姜および我々が日常使っているメガネから放出されている極微量の放射線の分布をイメージングプレートと

いう高感度の2次元放射線イメージングセンサ（健康診断で胸部の間接撮影を受ける際に使う写真フィルムと同じであるがこのセンサは写真フィルムより数ケタ感度が高いた目極微量の放射線分布を写すことができる）で撮像した写真を示す．これらはすべて微量に含まれている ^{40}K からの放射線（1.31 [MeV] の β 線と 1.46 [MeV] の γ 線を放出）をイメージングしたものである．

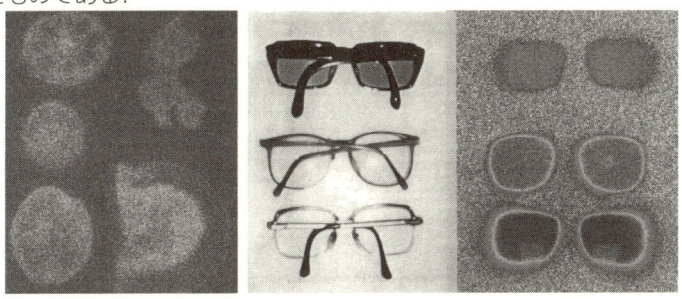

このように放射線は，我々とは切っても切れないもので，常に宇宙から降り注いでいる放射線を浴びているばかりではなく，自分自身の身体からも極微量ではあるが放射線を発している．昨年の原発事故時，よく話題になった放射線の単位である，ベクレル，グレイ，シーベルトという単位を良く耳にするが，人間に対する放射線の影響を含めた形で，人間が吸収する放射線の量を表すシーベルトという単位が重要である．

(南戸秀仁)

▶参考文献◀

[1] 産業技術総合研究所，震災関連研究情報：
http://www.aist.go.jp/taisaku/ja/measurement/index.html
[2] http://ja.wikipedia.org/wiki/%E3%83%95%E3%82%A1%E3%82%A4%E3%83%AB:Cs-137-decay.svg
[3] http://ja.wikipedia.org/wiki/%E3%83%A8%E3%82%A6%E7%B4%A0131
[4] http://blogs.yahoo.co.jp/minnotepad/6140177.html
[5] 柴 和弘 他：JRSM6月シンポジウム (20110623-24)，日本放射線安全管理学会，(2011.8.10)

[6] 南戸秀仁：積算型個人被ばく線量計の原理とその応用, 放射線, Vol. 37, No. 1, pp. 3–9 (2011)
[7] K. Shiba et al: Decontamination trial of radioactivity from contaminated vegitable caused by Fukushima Nuclear Accident, Abstract of The 7th International Workshop on Ionizing Radiation Monitoring (held at Oarai, Japan), p. 28 (2011)
[8] H. Miyoshi, S. Higaki, K. Matsumoto, N. Nogawa, M. Hirota, M. Yanaga, T. Sase and K. Sueki: Removal of radioactive iodine and cesium from rainwater contaminated by Fukushima Dai-ichi Nuclear Accident, Abstract of The 7thInternational Workshop on Ionizing Radiation Monitoring (held at Oarai, Japan), p. 28 (2011)
[9] （株）千代田テクノルより提供：
http://www.c-technol.co.jp/detail_pages2/0361glass_1.html
[10] （株）長瀬ランダウアより提供：http://www.nisa.meti.go.jp/word/9/0293.html
[11] H. Nanto, Y. Takei and Y. Miyamoto: Environmental Background Radiation Monitoring Utilizing Passive Solid State Dosimeters, Environmental Monitoring, *INTECHWEB. ORG*, pp. 121–136 (2011)
[12] S. Koyama, Y. Miyamoto, A. Fujiwara, H. Kobayashi, K. Ajisawa, H. Komori, Y. Takei, H. Nanto, T. Kurobori, H. Kakimoto, M. Sakakura, Y. Shimotsuma, K. Miura , K. Hirao and T. Yamammoto: Environmental Radiation Monitoring Utilizing Solid State Dosimeters, *Sensors and Materials*, Vol. 22, No. 7, pp. 377–385 (2010)
[13] A. Sarai, N. Kurata, K. Kamijo, N. Kubota, Y. Takei, H. Nanto, I. Kobayashi, H. Komori and K. Komura: Detection of self-dose from an OSL dosimeter and a DIS dosimeter for environmental radiation monitoring, *J. Nuclear Science and Technology*, Supp. 4, pp. 474–477 (2004)
[14] 中川恵子：放射線の人体への影響，第 37 回センサ＆アクチュエータ技術シンポジウム「放射線量を測る――センサの現状などから測定結果，人体への影響まで――」資料集，pp. 39–48 (2011)

第8章 まとめ

　東日本大震災による福島の原発事故以来，日本の食の安全・安心を守る「システム」が様々な面から問われている．また，減少傾向にあるとはいえO157やO111などの大腸菌による感染対策も課題を残している．食は国民の健康を守る根幹である．常にシステマティックに検証し完全性を追求しながら対策を講じていくことが求められる．一方，日本においては食料安保問題が問われグローバルな視点での対策が求められている．たとえば，生産性を向上するため抗生物質や化学肥料を多用した食品の製造や輸入，地球温暖化などグローバルな課題を考慮した食料生産システムの開発と検証が求められている．食の生産，加工，流通・販売，消費システムはグローバルな視点での検証と評価が必要である．また，健康を維持できる食生活を検証していくシステムが必要である．途上国に飢餓がある一方で先進国の肥満が問題視されている．これらについては第1章で述べたが対策を講じるには多くの課題が残っている．

　グローバルな視点で食の安全・安心という課題をまとめることは難しい．一国の政策ではなく国連による政策の構築と実施が必須である．本書では国内の諸問題に絞り，かつ，センサに主眼を置きながら述べた．すなわち，生命を営む上で最も重要な「食の安全・安心」に関し，センシングの立場から現状および今後の課題などについて記述した．食は毎日摂取しているものであり，健康な心身を保ち活力ある生活を維持する重要な要素である．その評価にはセンサが重要な役割を担う．また，システムとしてセンサからの情報を評価する必要がある．健康で豊かな生活を維持するためには，安全性を確立するシステムのみに傾注するのではなく，PACCPが求めているように，美味しく食する生活スタイルを確立する時期が到来している．美味しさを感じるには，味とともにニオイも大切な要素である．人間の感覚に合致する味センサとニオイセンサの開発が重要となる．これらセンサからの情報をもとに安全・安心で健康な生活を送るシステムを構築していくことが食の安全・安心を達成する一歩である．

食の安全・安心と健康に関する分野ではセンシング技術とそのシステムは核となる技術である．実際，食品産業において，プロセス制御に数多くのセンサが用いられ日本の食産業を支えてきている．その多くが物理センサである．しかしながら，安全・安心を評価し人間の感性をも満足させるためには，味やニオイなどの化学センサが重要となる．

近年，「食の安全・安心」な生産の1つとして植物工場が脚光を浴びてきている．植物工場はクリーンな環境で工学的に環境要因を制御しながらレタスなどの野菜や穀物を生産するものである．篤農家の知識を生産管理に生かすことが可能であり，先端的な日本の技術の1つといえる．この技術を用いることにより放射能に汚染された地域や砂漠，船内などでも新鮮な野菜を生産することが可能となる．これまでコスト面から，その技術への興味が高揚するに至らなかった．しかしながら，食料自給率，原発事故による放射能汚染，津波による塩害，フードマイレージの削減による地産地消，二酸化炭素排出抑制などの面から見直され認知されるようになり，学際領域として研究が進められつつある．その有用性も一般に知られるようになってきた一方で，様々なニーズに応え産業として確立するにはまだ課題が残っている．これらの課題を解決するためにも，多面的に植物工場の現状を捉え，高品質かつ低コストを実現する技術やそのシステム開発とアグリセンシング技術の高精度化が求められる．これらについては第2章で述べた．食のトレーサビリティを構築するタグなどの標準化についても総合的に再検討していく必要がある．

食の多くは生産し加工され消費者に運ばれる．その加工段階で多くの異物（金属片や毛髪，昆虫など）が混入する可能性がある．高価な機器を用い全数検査を行えば，その可能性をかなり抑えることができ，現状では多くの食の生産分野で全数検査が取り入れられつつある．しかし，すべての異物混入に対する対策は講じられておらず，加工プロセスにおいては全数検査を目標として管理している．第3章では，これら異物の検知，食品中の成分，発酵食品の検査などに関して述べた．

第4章では，トレーサビリティのためのQRコードやRFID（ICタグ）などについて述べた．食の安全を維持するため流通管理や品質管理には欠かせない技術である．流通業界において，運搬中の温湿度などの環境要因の履歴も記

録され食品の安全管理が構築されている．第5章では消費者側からの食品のトレーサビリティについてまとめた．さらに，脳科学の分野から購入動機や販売戦略への応用について述べた．最近では，ニューロマーケッティングやニューロエコノミクス分野の研究が活発に行われつつあり食品の購入にも応用されている．

第6章では，健康な生活をおくるための食管理について述べた．食品の保存や管理はもちろんであるが調理や栄養摂取や生活習慣病の予防などにも言及した．食と健康は関連があることは述べてきているが，管理や調理によっても健康が影響を受けることを示した．メタボリックシンドローム，高血圧，糖尿病などの罹患率の高いものに対する健康管理法についても述べた．

2012年4月1日から食品衛生法による放射性物質の規制値が変更され，概ね規制値が1/4になった．たとえば，放射性セシウムは一般食品1kg当たり500[Bq]だった規制値が100[Bq]に引き下げられた．非常に厳しい値であるが食の安心を得るためには必要である．自然界にもともとある線量も考慮しなければならない．あらゆる面から生産ラインの放射線に関する管理が求められる．本書においては，これらの社会情勢を鑑み，独立して第7章（食と放射線）を設けた．放射能汚染に対する食の安全・安心を構築することは喫緊の課題である．今回の原発事故による食料汚染への対策が，日本モデルとして世界標準となるようなモデル構築が必須である．これにより，世界から注目される日本発システムの1つとなるだろう．

食産業においても，大量生産・大量消費・大量廃棄を改める時期が到来している．効率のみに的を絞った技術の開発ではなく，ヒトの生命をいかに形成し豊かで健康な生活を維持するかを検討する時期にさしかかっている．人間の尊厳に配慮しつつ，発想を転換し，斬新な視点からの新技術の開発が望まれる．本書が端緒となり食の安全・安心システム構築が精力的に研究され広く日本モデルとして世界に浸透して行くことを願っている．

本書においては，単にセンサのみに的を絞って記述したのではなく幅広く食の安全・安心を述べるよう配慮した．完全な安全・安心システムなどはなく，いかに完全性を追求するかが問われる．そして，幅広い分野から知恵を出す環境が求められている．また，安全・安心を構築するにはコストがかかる．しか

し，これをないがしろにする社会であってはならない．旨味を発見した日本の食文化や国民性からも，世界に通ずる食の安全・安心システムを構築することが可能であろう．本書がその一翼を担えればと願っている．

索引

― 数字 ―
1 日摂取許容量 50
24 時間思い出し法 121

― C ―
CdTe 半導体検出器 68

― D ―
DIS 線量計 174
DNA 障害 182

― E ―
EM 菌 59

― F ―
FoodLog 122

― G ―
GM 計数管 174

― H ―
HACCP 10, 95, 112
HbA_{1c} 157
HDL コレステロール 150

― I ―
ISFET 64
ISFET-pH 計 64

―
ISO 31
ISO22000 112

― J ―
JAN(Japanese Article Number) コード 83
JAS 法 29

― L ―
LDL コレステロール 150
LED 20

― M ―
MOSFET 176

― O ―
OSL 線量計 174

― P ―
PACCP 10
PFC エネルギー比 11
pH センサ 64

― Q ―
QCM 70
QR(Quick Response) コード 85

— R —

RFID: Radio Frequency IDentification 86

— S —

SAM 70
SMBG 154
Speaking Plant Approach 22
SPR 70

— X —

X線異物検出機 45

— あ —

アクティブタイプ 174
アグリセンシング 18
味認識装置 48
雨水のpH測定 65

— い —

遺伝子組換え 54
異物 45
異物検知装置 42
イメージングプレート 168
インシュリン 153
インシュリンポンプ 155
陰膳法（分析法） 121

— う —

ヴァーサ・ロガー 46
牛の個体識別番号 92
牛の生産履歴確認番号 93
宇宙線 181

— え —

エチレンガス 114
嚥下障害 141
塩分栄養診断 127
塩分管理 123

— お —

オシロメトリック法 152
温室効果ガス 135
温度センサ 48, 130

— か —

害虫検知 41
架橋由来 40
加工卵 48
果実 45
果汁飲料 49
菓子類 46
ガスクロマトグラフ質量分析計 45
渦電流損検出原理 42
過熱水蒸気式レンジ 133
ガラス線量計 174
カリウム 180
カロリーアンサー 120

— き —

輝尽性蛍光体 171
輝尽発光 171
基礎代謝量 148
気体（ガス）センサ 131
キャピラリーGC 47
吸収線量 174
牛肉トレーサビリティ法 92
凝縮熱 134
魚介類 48
近赤外分光分析法 48
近赤外線 120
近赤外分光光度計 45
金属異物検出装置 42
金属検出機 45
菌体濃度計 48

— く —

グレイ 173
クロス・コンタミネーション 63

グローバル GAP ……………… 17

— け —

減塩指導システム ……………127
嫌気的呼吸 ……………………… 58
健康食品 ………………………… 52
原材料由来 ……………………… 40
原発事故 ………………………164

— こ —

香気 ……………………………… 45
高血圧 …………………… 123, 151
格子欠陥 ………………………171
香辛料 …………………………… 46
抗生物質 ………………………… 54
穀類 ……………………………… 46
個人被ばく線量計 ……………175
コーデックス委員会 …………… 30
粉類 ……………………………… 43
コーヒー ………………………… 45
コレステロール ………………149
コレステロール値 ……………140

— さ —

細菌測定 ………………………… 47
作業者由来 ……………………… 40
酒 ………………………………… 56
殺菌効果 ………………………178
砂糖 ……………………………… 47
サプリメント …………………… 52
サーモパイル型赤外線センサ …131
酸化物半導体式ガスセンサ …… 70
酸素飽和度 ……………………156
残留農薬 ………………………… 54

— し —

視覚センサ ……………………… 46
色彩選別機 ……………………… 46
自己組織化単分子膜 …………… 70
自然放射線 ……………………181

至適環境 ………………………108
シーベルト ……………………174
写真法 …………………………121
修復機能 ………………………182
重量センサ …………… 130, 133
照射線量 ………………………173
浄水器 …………………………… 55
消費期限 ………………………110
賞味期限 ………………………110
醤油 ……………………………… 56
除菌・洗浄 ……………………… 64
食事介助ロボット ……………142
食事記録法 ……………………121
食事バランスガイド …………118
食事誘発性体熱産生 …………149
食事ライフログ ………………122
食事暦法 ………………………121
食中毒 …………………………… 52
食肉製品 ………………………… 47
食品アレルギー ………………… 53
食品衛生法 ……………………… 28
食品照射 ………………………178
食品添加物 ……………………… 50
食品ロス ………………………135
植物工場 ………………………… 17
植物生体電位応答 ……………… 23
食物摂取頻度調査法 …………121
食用油脂 ………………………… 48
白神こだま酵母 ………………… 59
ジルコニア式湿度センサ ……… 46
シンチレータ …………………174

— す —

酢 ………………………………… 56
水晶振動子 ……………………… 70
推定エネルギー必要量 ………139
水道水 …………………………… 55
ストレスチェッカー …………152

ストレスマーカー ……………………152

― せ ―

生活習慣病 ………………… 118, 147
生菌計測 ……………………………… 49
清酒醸造 ……………………………… 60
赤外線吸収式炭酸ガスセンサ …… 46
赤外線水分計 ………………………… 43
赤外線センサ ………………… 130, 131
赤外線放射温度計 …………………… 48
設備由来 ……………………………… 40
線量計 ………………………………174

― た ―

第 6 次産業 ……………………………… 1
ダイエット食品 ……………………… 52
体脂肪計 ……………………………149
炭酸ガスセンサ ……………………… 21

― ち ―

畜産加工品 …………………………… 48
茶 ……………………………………… 45
中性脂肪 ……………………………149
超音波 ………………………………… 47
超高齢社会 …………………………107
調味料 ………………………………… 48
調理 …………………………………117
調理科学 ……………………………117

― て ―

データロガー ………………………… 88
テラヘルツ …………………………… 69
電気伝導度 …………………………… 21
電磁波 ………………………………167
電子レンジ …………………………130
電導度式 ……………………………125
澱粉 …………………………………… 43
電離箱 ………………………………174

― と ―

糖度計 ………………………………… 45
糖度センサ …………………………… 21
糖尿病 ………………………………153
土壌の放射能測定 …………………… 67
トレーサビリティ ……… 6, 24, 91, 115
トレーサビリティシステム ………… 82
トレースバック ……………………… 83
トレースフォワード ………………… 83

― な ―

内部トレーサビリティ ……………… 88
ナッツ ………………………………… 46

― に ―

匂いセンサ …………………………… 70
日射センサ …………………………… 21
ニューロエコノミクス ……………… 98
ニューロマーケティング ………… 6, 98
尿糖計 ………………………………158

― ね ―

熱ルミネッセンス線量計 …………174

― の ―

脳科学 ………………………………… 98
農業クラウド ………………………… 16

― は ―

バイオクリーンルーム ……………… 62
バイオセンサ …………………… 55, 70
発芽防止 ……………………………179
発光 …………………………………171
発酵管理 ……………………………… 60
発酵食品 ………………………… 56, 62
発酵食品と微生物 …………………… 56
パッシブタイプ ……………………174
パン …………………………………… 46
半減期 ………………………………165

― ひ ―

光刺激ルミネッセンス 176
微生物 56
表面プラズモン共鳴 70
ビール醸造 60
比例計数管 174

― ふ ―

物理センサ 70
物流トレース技術 81
フードログ 122
フーリエ変換赤外分光装置 47
フーリエ変換型中間赤外分光法 ... 47
フローインジェクション法 47
分光2波長差分方式 42
分子鋳型 128

― へ ―

米トレーサビリティ法 94
並列複発酵 61
ベクレル 173

― ほ ―

放射性セシウム 66, 164
放射性物質 180
放射性ヨウ素 164
放射線 165
放射線照射 178
放射線量計 175
放射能汚染 163
ポジティブリスト 3
保存料 51

― ま ―

マイクロ波 130

― み ―

味覚センサ 49, 70
味噌 56

― む ―

麦類 43

無線タグ 97

― め ―

メタボリックシンドローム 140, 147
メタボリックシンドローム対策 108
麺 46

― も ―

毛髪 41
モジュール化設計思想 63

― や ―

野菜 45
野生酵母 59

― ゆ ―

有害物質 54

― ら ―

ライフレコーダー 150
ライフログ 122
酪農製品 47
ラジオフォトルミネッセンス 176

― り ―

粒子線 167
料理メディア 121

― る ―

ルクセルバッチ 175

― れ ―

励起 167
冷凍食品 48

― ろ ―

ロジスティックス 6
ロット管理 83

― わ ―

ワイドギャップ半導体 68
ワイドギャップ半導体センサ 68
ワイン醸造 60

食の安全・安心とセンシング ― 放射能問題から植物工場まで
Sensing for food safety and Security:
Covering the effect of radiation and plant factory

検印廃止

2012年10月10日　初版第1刷発行

著　者	大薮多可志・野田和俊・長谷川有貴・伊藤善孝・沖野浩二
	勝部昭明・小島洋一郎・菅原美智子・外山　滋・中川益生　©2012
	南戸秀仁・南保英孝・原　和裕・参沢匡将・三好　扶
発行者	南條光章
発行所	共立出版株式会社　　［URL］http://www.kyoritsu-pub.co.jp/
	〒112-8700　東京都文京区小日向4-6-19
	電話 03-3947-2511（代表）　振替口座 00110-2-57035

印刷：啓文堂／製本：協栄製本

Printed in Japan

NDC 596, 512.75, 588
ISBN 978-4-320-06174-3

社団法人
自然科学書協会
会員

JCOPY ＜(社)出版者著作権管理機構委託出版物＞
本書の無断複写は著作権法上での例外を除き禁じられています。複写される場合は、そのつど事前に、(社)出版者著作権管理機構（電話 03-3513-6969、FAX 03-3513-6979、e-mail: info@jcopy.or.jp）の許諾を得てください。

■環境科学・工学関連書

http://www.kyoritsu-pub.co.jp/　共立出版

- ハンディー版 環境用語辞典 第3版 …………上田豊甫他編
- 知らないと怖い環境問題 ………………大塚徳勝著
- 環境情報科学 ………………………………村上篤司他著
- 環境教育 基礎と実践 横浜国立大学教育人間科学部環境教育研究会著
- これだけは知ってほしい 生き物の科学と環境の科学 河内俊英著
- ヒューマン・エコロジーをつくる 人と環境の未来を考える 野上啓一郎編
- 人間・環境・安全 くらしの安全科学 ……及川紀久雄他著
- 地球・環境・資源 地球と人類の共生をめざして ……内田悦生他著
- 地球環境の物理学 ……………………………林 弘文他著
- 地球環境と生態系 陸域生態系の科学 ………武田博清他著
- 地球の歴史と環境 (物理科学のコンセプト 8) …小出昭一郎監修
- 生態学事典 ………………巌佐・松本・菊沢／日本生態学会編集
- ゼロからわかる生態学 環境・進化・持続可能性の科学 松田裕之著
- 環境生態学序説 持続可能な漁業、生物多様性の保全、生態系管理、環境影響評価の科学 松田裕之著
- 生態リスク学入門 予防的順応的管理 ……………松田裕之著
- マネジメントの生態学 生態文化・環境回復 環境経営・資源循環 ……鈴木邦雄著
- 生態系再生の新しい視点 湖沼からの提案 …高村典子編著
- エコシステムマネジメント 包括的な生態系の保全と管理へ ……森 章編集
- 都市の水辺と人間行動 都市生態学的視点による親水行動論 ……畔柳昭雄他著
- 森林の生態 (新・生態学への招待) ……………菊沢喜八郎著
- 生物保全の生態学 (新・生態学への招待) ……鷲谷いづみ著
- 草原・砂漠の生態 (新・生態学への招待) …………小泉 博他著
- 湖沼の生態学 (新・生態学への招待) ………沖野外輝夫著
- 河川の生態学 (新・生態学への招待) ………沖野外輝夫著
- 高山植物学 高山環境と植物の総合科学 ……増沢武弘編著
- 生命・食・環境のサイエンス …………………江坂宗春監修
- 21世紀の食・環境・健康を考える ……………唐澤 豊編
- 食と農と資源 環境時代のエコ・テクノロジー ……中村好男他編
- 食の安全・安心とセンシング …………同調査研究委員会編
- 栽培漁業と統計モデル分析 ……………………北田修一著
- 海と大地の恵みのサイエンス 人と自然の共生をめざして 宮澤啓輔監修

- 入門 環境の科学と工学 ………………………川本克也他著
- 環境有機化学物質論 …………………………川本克也他著
- 環境化学計測学 環境問題解決へのアプローチ法としての環境測定 ……堀 雅宏著
- エネルギーと環境の科学 …………………山﨑耕造著
- 物質・エネルギー再生の科学と工学 ……葛西栄輝他著
- これからのエネルギーと環境 水・風・熱の有効利用 阿部剛久編
- 環境計画 政策・制度・マネジメント …………………秀島栄三訳
- 環境システム その理念と基礎手法 土木学会環境システム委員会編
- 環境衛生工学 (テキストシリーズ 土木工学 7) ……津野 洋他著
- 環境材料学 地球環境保全に係わる腐食・防食工学 ……長野博夫他著
- 地盤環境学 ……………………………………嘉門雅史他著
- 水環境工学 水処理とマネージメントの基礎 ………川本克也他著
- 汚染される地下水 (地学ワンポイント 2) ………藤縄克之著
- 環境地下水学 ……………………………………藤縄克之著
- 水文学 ……………………………………………杉田倫明訳
- 水文科学 ………………………………………杉田倫明他編著
- 海洋環境学 海洋空間利用と海洋建築物 …………佐久田昌昭他著
- 沿岸域環境事典 ……………………………日本沿岸域学会編
- ウォーターフロントの計画ノート ……………横内憲久他著
- 東京ベイサイドアーキテクチュアガイドブック 畔柳昭雄+親水まちづくり研究会編
- 新編海岸工学 ………………………………椹木 亨他著
- 風景のとらえ方・つくり方 九州実践編 …………小林一郎監修
- 新・都市計画概論 改訂2版 ……………………加藤 晃編著
- 都市の計画と設計 第2版 …………………小嶋勝衛監修
- 景観のグランド デザイン ……………………中越信和編
- 建築・環境音響学 第2版 ……………………前川純一他著
- 誰にもわかる音環境の話 騒音防止ガイドブック 改訂2版 …前川純一他共著
- 廃棄物計画 計画策定と住民合意 …………………古市 徹編著
- 産業・都市放射性 廃棄物処理技術 増訂2版 …福本 勉著